U0241183

爱运动丛书 总主编：郭立亚
AI YUNDONG CONGSHU

瑜伽
Yujia

主 编 李 嘉
副主编 温红英 汪兴桥
示 范 杨 莹
翻 译 石 磊

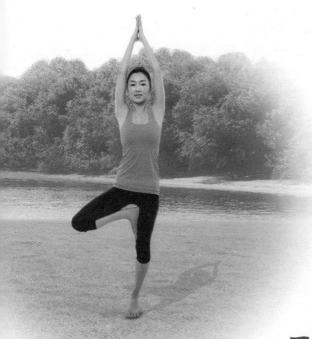

西南师范大学出版社
国家一级出版社 全国百佳图书出版单位

图书在版编目(CIP)数据

瑜伽/李嘉主编.—重庆：西南师范大学出版社，
2013.6
（爱运动）
ISBN 978-7-5621-6203-2

Ⅰ.①瑜… Ⅱ.①李… Ⅲ.①瑜伽－基本知识Ⅳ.
①R247.4

中国版本图书馆 CIP 数据核字(2013)第 097758 号

瑜伽

李嘉　主编

策　　划:刘春卉　杨景罡

责任编辑:张渝佳　罗勇

书籍设计:嵐品墀CASTALY周娟　廖明媛

照　　排:重庆大雅数码印刷有限公司

出版发行:西南师范大学出版社

　　　　　重庆·北碚　邮编:400715

　　　　　网址:www.xscbs.com

经　　销:新华书店

印　　刷:重庆紫石东南印务有限公司

开　　本:889mm×1194mm　1/32

印　　张:7.875

字　　数:198 千

版　　次:2016 年 5 月　第 1 版

印　　次:2016 年 5 月　第 1 次

书　　号:ISBN 978-7-5621-6203-2

定　　价:18.00 元

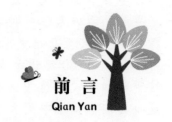

前言
Qian Yan

　　21世纪是一个东方文化复兴的世纪。"中国龙"和"印度象"在经历了百年的屈辱挣扎和不懈努力之后,重新从世界之林崛起,其经济、文化等多方面的发展已重新引起世界的瞩目。与此同时,占据了百年发展优势的西方资本主义国家正面临一些经济快速发展所带来的后遗症:贫富悬殊、种族歧视、宗教矛盾、恐怖主义、吸毒、酗酒等等问题已成为其自身难以摆脱的痼疾。抱着对自身文化的反思,西方社会把目光投向了有着几千年深厚文化积淀的东方大国。自1893年印度圣哲辨喜在芝加哥举行的世界宗教会议上发言以来,瑜伽在欧美世界掀起了一股至今仍久热不衰的文化思潮。辨喜的那次著名的演说提醒了西方世界,印度将会再次崛起,但不是以武力,而是通过灵性浪潮来征服世界。50年后,其预言实现了,圣雄甘地以"非暴力"的方式带领印度人民走向了独立。时至今日,印度已和中国一样,成为21世纪经济发展脚步最快的国家之一。

　　于是,西方社会认识到了东方人以柔克刚的微妙方式。辨喜所描述的以解脱痛苦为目的的瑜伽也瞬间被困于迷乱思想中的西方人所接受。值得注意的是,西方人以自己的方式注解和发展了瑜伽。瑜伽是以终极解脱为目的,但在追寻这个目的的过程中,印度圣哲们认为:身体作为灵魂的容器必须加以精心的维护,只有当身体能量达到极致,灵魂才具有解脱的可能。抱着这样的观点,瑜伽的经典古籍《瑜伽经》(*Yoga Sutras*)提到了"体式"这一步骤即认为只有当身体在任何姿势下都能做到安稳自如,意识才能达到长时间的极乐与平和。西方人以一种功利的方式放大了瑜伽的这一必要练习步骤,甚至几乎把瑜伽体式单独作为一门功课来进行修习。20世纪80年代改革开放初期,美籍华人张蕙兰女士把这种瑜伽体式的练习方法介绍到了中国,称为"瑜伽功",而这也是瑜伽留给中国人最为深刻的印象。直到今天,在很多人眼里,瑜伽仅仅只是健身房或瑜伽馆里的一种身体锻炼形式,而这无异于将其肤浅化和片面化了。另外,由于瑜伽中的一些观念与国人所熟悉的佛教非常近似,所以又有部分人误认为瑜伽是佛教的分支。殊不知瑜伽是印度的六大哲学体系之一,早于佛教的创立,甚至佛陀本人在开悟之前也进行过瑜伽的修习。

几千年来,瑜伽从起源开始,经历了兴盛、衰亡和复兴等痛苦的锤炼。今天的瑜伽早已不再以宗教的面目示人,也不仅只是一种体育运动了。我们更倾向于认为:瑜伽是一种生活的艺术,就像中国的"道"一样,全方位涵盖着世界观、价值观、人生观,以及养生与草药医学等各个层面,既教我们认识世界,同时也为我们建立一种与世界和谐相处的态度。作为教育工作者,我们有理由相信,我们的下一代面临的将是一个瞬息万变的复杂世界,而要在这样的生活环境中照顾好自己,必须建立一种独特的生活观,而这一生活观最好既能适应国际化发展,又符合我们东方民族的个性——这就是我们编撰此书献给广大青少年读者以及和我们一样的教育工作者的最终目的。

由于印度是具有诗歌和音乐传统的极具浪漫主义色彩的民族,所以本书在编撰过程中,尽可能保持这一特色,以青少年更容易理解的叙述方式,在书中加入了大量的历史、哲学和神话故事,力求能够深入浅出地传达出瑜伽的真谛。本书与其他同类教材相比,最大的特色即尽可能把瑜伽知识建立在其所生长的文化土壤上,让青少年更多地从浓厚的文化氛围中去感知瑜伽，而不是死记硬背知识点。

本书第一至第三篇的内容系西南大学体育学院的李嘉老师所编撰，第四篇及附录系重庆 Namaste 瑜伽馆的石磊老师的翻译成果，第五篇的撰稿人为重庆渝北中学的温红英老师，其他编写人员还有施曼莉、汪兴桥。本书中的体式由重庆 Namaste 瑜伽馆的杨莹老师和李嘉老师担任示范，插图由四川理工学院美术系的陈可绘制，在此特表感谢！

最后，祝所有读者能真正从瑜伽中受益。记得《瑜伽经》中说，"瑜伽始于习练"。

NAMASTE（双手合十致敬）。

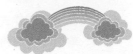

Mu Lu **目录**

★ **第一篇　了解瑜伽的文化背景** 002 ★

一、瑜伽的起源 …………………………………… 002

二、圣哲帕坦伽利和《瑜伽经》 ………………… 003

三、修习瑜伽的八个步骤 ………………………… 007

四、练习瑜伽的注意事项 ………………………… 026

★ **第二篇　实践瑜伽体式** 030 ★

一、站立体式 …………………………………… 030

二、倒置体式 …………………………………… 059

三、交叉腿的体式 ……………………………… 068

四、前弯体式 …………………………………… 072

五、扭转体式 …………………………………… 085

六、后弯体式 …………………………………… 092

七、其他体式 …………………………………… 099

八、练习套路 …………………………………… 110

九、瑜伽体式图表 ……………………………… 145

★ **第三篇　认识你自己** 156 ★

一、五种基本元素 ……………………………… 156

二、三种能量的特性 …………………………… 157

三、三种能量的活动 …………………………… 158

四、体质测试 …………………………………… 158

★ 第四篇　教师和家长须知　166 ★

一、像小狗一样去伸展 ································· 166

二、瑜伽老师的角色 ····························· 168

三、不同年龄段学生的特点 ······················· 169

四、瑜伽课程大纲 ····························· 171

五、传授瑜伽理论 ····························· 173

六、适合儿童少年的动态方法 ······················· 174

七、呼吸控制、清洁法和班达不适合儿童 ················· 175

八、瑜伽课堂中的教学技巧 ······················· 177

★ 第五篇　瑜伽是生活的艺术——办公室瑜伽　202 ★

一、练习办公室瑜伽的好处 ······················· 203

二、练习办公室瑜伽的注意事项 ····················· 203

三、办公室瑜伽练习 ····························· 204

★ 附录　219 ★

附录一　适合儿童练习的其他体式 ················· 219

附录二　适合儿童的瑜伽道具 ····················· 228

附录三　适合少年儿童的瑜伽理论 ················· 232

★ 参考文献　242 ★

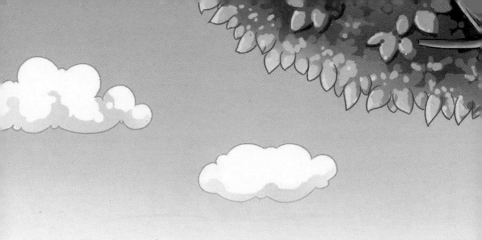

瑜伽是抑制心念的多变。

——帕坦伽利《瑜伽经》

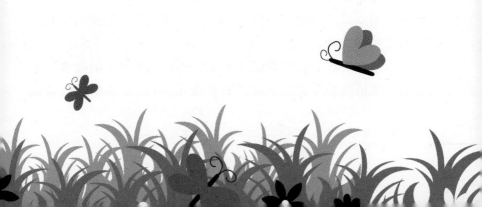

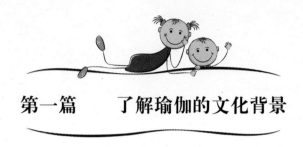

第一篇　　了解瑜伽的文化背景

一、瑜伽的起源

瑜伽是一门古老的科学。没有人真正知道它的确切起源。考古学家曾经在印度河流域发现了刻有湿婆神（Shiva）①像和修行者打坐冥想等形象的印章，表明早在 5 000 年前的印度史前文明时期，当地土著居民就有瑜伽的修持实践了。

传说瑜伽是由上帝直接创造的，而湿婆神就是世上第一个伟大的瑜伽士。后来，许多智者受到感召，走上了这条伟大而艰辛的路途，他们每一个人都在这条路上烙下了自己的印记，并在这条探索之路上树立了一个又一个里程碑，使瑜伽成为印度河流域文明中最璀璨的宝石之一，从上古时代至今，仍然闪烁着灼灼的文明的光辉。

印度许多古老的传说记录了这些至善至明之人的故事以及他们所生活的那个世界。在某种程度上，可以说这些圣哲就像

①湿婆神，印度教三大神之一，是恒河的守护神，同时也是瑜伽、舞蹈之神。

孩子一样。世上的一切都使他们感到好奇和深深地着迷：闪烁的星星，巍峨的高山，奔涌的河流，凶猛的野兽和美丽的小鸟……甚至一只小小的蚂蚱。这些虔信之徒，他们的生活是如此接近自然。在对自然的观察、揣摩和体悟当中，真理、非暴力、诚实、自律和纯洁，这些最接近自然的品质逐渐成了他们生命的根本所在。

在这些智者之中，最为杰出的就是圣哲帕坦伽利(Sri. Patanjali)。

二、圣哲帕坦伽利和《瑜伽经》

(一)圣哲帕坦伽利

 知识链接

印度是四大文明古国之一，其文明可追溯到 4 500 年以前。印度的历史多是在神话、诗歌和传说中传世的，许多确切的信息如今印度人自己也只能在玄奘法师的《大唐西域记》等书中去考证。所以在本书当中，许多信息将以神话传说的方式来向读者传递，这将更有助于理解印度文化中的神秘与浪漫。

圣哲帕坦伽利是将古老的瑜伽传统阐述成系统性方法的史上第一人，因此，他被普遍认为是瑜伽的奠基人。他生活的时代大约在公元前 200 年。关于他的诞生有一个非常有趣的传说。圣哲帕坦伽利的母亲名叫贡尼卡(Gonika)，她是一位虔信神明的女性。一次，在恒河圣浴时，她向太阳神祈祷，请赐予自己一个神圣的孩子。作为对其敬奉者的回应，太阳神让智慧的蛇神舍沙(Shesha)化身为贡尼卡的儿子。于是，蛇神舍沙立刻变成一条小蛇，掉落到贡尼卡的掌心中，而后，他化身为一个漂亮的小男孩。贡尼卡非常高兴，给这个小男孩取名为帕坦伽利(Patanjali)，Pat 意味着"掉落"，anjali 意思是"祈祷时合在一起并向上摊开的双手"，而这个名字的梵文意思就是"掉落在摊开的掌心上的人"。

帕坦伽利逐渐成长为一个非凡的人，以其学识和智慧闻名于世。他共有三本杰出的著作，一本是关于梵文的语法；一本是关于古老的印度草药医学，叫《阿育吠陀》，意思是生命的智慧；第三本最为著名，那是瑜伽的奠基之作，是瑜伽史上的里程碑，后世所有关于瑜伽的著作也无非是在阐释这本书而已，这本书就是伟大的《瑜伽经》。《瑜伽经》全文只有196句话，共分为四章，以箴言的形式清晰地阐释了什么是瑜伽以及如何去练习瑜伽。所以，《瑜伽经》是每一位瑜伽修习者的必读书。

（二）帕坦伽利的《瑜伽经》

1.瑜伽的含义

瑜伽是一种连接、消除分别心，建立众生平等的观念。（图 1-2-1）

瑜伽（Yoga）这个词的意思是"连接"（Union）。据说"瑜伽"这两个中文字是玄奘法师亲自翻译的。"瑜"代表着美玉，而"伽蓝之地"自古以来就指出家人修行的地方。所以"瑜伽"中文名称的字面意思就是指通过修行获得玉一般的美德。

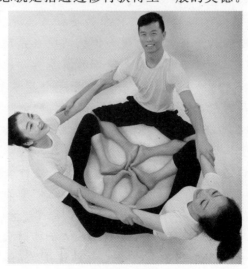

图 1-2-1

帕坦伽利把瑜伽描述为使心念从多变和分散的状态中解脱出来，从而获得持续的平静和自由的一种手段。他说："瑜伽是抑制心念的多变。"

人心好比一泓湖水，如果湖面上泛起涟漪，湖水就会变得混浊，不可见底；当湖水变得澄明静寂，湖底就会清晰可见。帕坦伽利认识到波动是人心的天性，在心念的不断变化中，人心之湖涌起层层浊浪，人心因此而变得深不可测，人也因此迷失自我。他认为，瑜伽就是平息心灵波动的一种手段，这样才能认识真我，从痛苦中解脱。

2.瑜伽的目的

帕坦伽利在《瑜伽经》中解释说，当意识能够长时间地保持平和与宁静，我们就能连接起内在的神性，从而获得解脱。以瑜伽的观念来看，人人皆有神性，只是我们的心在世俗生活当中容易被染着，就好像灯泡蒙尘一样。所以幸福、快乐、平和等一切纯洁而神圣的品质只能从自己的内心去发掘。要想从世俗生活的生、老、病、死、苦当中获得解脱，只能从心去着手。而当一个人获得了解脱，他就达到了瑜伽的终极目的，这种终极目的被称为"三摩地"（Samadhi）或"凯瓦亚"（Kaivalya）。

当然，人的身体是灵魂的载体，所以在学习如何控制自己的心念之前，维护好身体的健康才能为进一步的灵性追求创造先决条件。伟大的瑜伽师艾扬格（B.K.S Iyengar）就曾说："身体是一座神庙，我的每一次练习都是虔诚的朝拜。"对于许多现代人来说，灵性追求可能已不再是练习瑜伽的真正目的，无论如何，这是一条殊途同归的道路。无论练习者是为了身体的健康美丽，还是心灵的纯洁与平静，只要开始练习，就会踏上这条通往"三摩地"或"凯瓦亚"的道路。至少距离心的本质更近。

知识链接

在印度，哲学和宗教占有相当重要的地位。对于一个印度人来说，对灵性思想的追求是生活中不可或缺的部分。印度人普遍认为人的一生要经过这样四个阶段才算圆满：梵行期（Brahmacharya），家居期（Grihasta），林居期（Vanaprasta）和弃绝期（Sannyas）。梵行期的字面意思是学习上帝的知识，人在4～25岁之间应该集中精力学习。家居期指25～50岁这段时期，这个时期的人应该生儿育女、就业和履行公民义务。林居期指50～60岁左右的阶段，孩子长大成人，人的精力和雄心也开始减退，这时印度传统劝告人们应该居住到较为僻静的地方，更多地从事精神的修行而非俗事。弃绝期则意指弃绝，经过了多年退休隐居的生活，居士实际成了修道士，为最后的解脱做准备。由此可见印度传统文化中对灵性生活的重视。

3.瑜伽的要求

帕坦伽利认为，在练习瑜伽时应该勤勉和充满觉知，无论是成功还是失败，都要在每时每刻保持意识的醒觉。他还告诉人们要尽量保持简单的生活方式，学会拒绝生活中种种声色犬马的诱惑。一个修习瑜伽的人还应该培养善的个性品质，包括：友爱，平和，富有同情心，内心充满欢乐。修习者不要总是挑剔他人的缺点，要乐见他人的幸运，并乐于帮助他人提高自身。

 知识链接

所谓"觉知"或"醒觉"，就是对当下这一刻所做之事、所经历之感受保持敏锐的观察。人们在生活中常常会遇到身心分裂的状态。比如：吃饭时，身体在做吃饭这件事，而心里却在想别的事情。这种分裂的状态会使我们无法平和而稳定地生活,很多情绪问题都是因为这种分裂而产生的。瑜伽提倡"活在当下",让心随时安住于当下的身体,对每一件正在做的事都保持清醒的觉知,并且不轻易做任何评判。哪怕是经历一些负面的情感,修习者不轻易对自己下评判说"我是一个_____的人",尽可能保持中立,学习做自我的观察者,这就是"觉知"。

4.修习瑜伽的障碍

帕坦伽利充分地认识到,在瑜伽的修习之路上充满了种种障碍,因此,他在书中明确指出:无知、妄自尊大、焦虑、犹豫不决和偏执都将阻碍练习的精进。除此以外,疾病、懒惰、注意力的涣散也是习练时的不利因素。

三、修习瑜伽的八个步骤

为了让我们的练习获得更高的品质和克服障碍,帕坦伽利提出了一套系统性的练习方法,即把瑜伽的修习之路划分为八个步骤,史称"八支瑜伽"或"八部瑜伽"(Ashtanga-Yoga)。遵循这八个步骤去修习的人则被称为 Yogi,就是瑜伽士。

Ashtanga 是个梵文词,Ashta 意思是"八",anga 是"分支"或"部分",Ashtanga-Yoga 就是分八个步骤去练习的瑜伽。这八个步骤分别是:

1.制戒(Yama)—— 制戒涉及一些普适性的社会道德准则。关于这一点帕坦伽利列出了五条,分别是:

(1)非暴力:不杀生,不伤害或使用暴力对待一切生物。暴力会使我们的意识变得粗野,失去自控能力,而瑜伽的习练要求我们具有极高的自控能力,这样才能体会到瑜伽的完美境界。

(2)诚实:不撒谎。瑜伽的目的就是为了寻求真我,而谎言则意味着不真实,会成为我们瑜伽之路上的一大障碍。如果真相会伤害他人,也不应撒谎,而应保持沉默。

（3）不偷盗：肮脏的行为会污染我们的内心。从净化我们的行为开始去净化自己的内在。

（4）禁欲：杜绝不正当和过度的性行为。

（5）不执：不执就是避免产生占有欲。

在这个世界上，我们无法真正占有任何人或事物，即便是我们的身体，也只是借用而已。我们向这个世界借用或索取的任何东西最终都是要归还的，索取超出我们自然需求范围以外的东西无异于偷窃。比如：为了生存而食用别的动物的肉是自然的行为，是食物链，上天允许为了生存这样做，当我们食用肉类时应感激别的动物为了我们的生存而做出的牺牲。而贪图口腹之欲去杀戮野生动物就是在偷窃生命，是罪孽的。

2.内制（Niyama）——内制涉及个人道德准则，也包括五条，分别是：

（1）清洁：包括外在的清洁和内在的清洁。身体、食物的纯净是外净，而对内心的净化则称为内净。

（2）知足：心满意足地接受自己的命运，不为嫉妒和不安所困。但对他人不幸的漠视并非"知足"，而是一种冷漠，要正确区分这两点。

（3）苦行：是为了觉悟自我而进行的一系列活动，如适度的自我控制。

（4）研习：终生不怠地研习经典，保持学习的习惯。

（5）敬神：像志愿者一样不求回报地工作，并把这一切奉献给神明。

3.体式（Asana）——身体姿势，就像这本书的后半部分所阐释的内容，是为了端正身体姿势，使身体安稳自如。

4.呼吸控制（Pranayama）——对气息活动的部位、间隔的时间、停顿的次数以及深浅加以控制。

5.制感（Pratyahara）——控制感官，包括对味觉、触觉、嗅觉、视觉和听觉的控制。

6.总持(Dharana)——集中注意力。波动是思维的天性,总持就是能够控制心念,使其持续地集中于体内或某一特定事物。

7.冥想(Dhyana)——一种禅定的状态,是非常高级的练习。

8.开悟(Samadhi)——开悟或"凯瓦亚",是瑜伽的目的所在,在这一阶段,瑜伽士与宇宙相连接,就是中国人常说的"天人合一"。

 知识链接

　　史诗《薄伽梵歌》①是印度教的重要经典,关于对感官的控制,这本书中做出了这样的描述:眼、耳、鼻、舌、身这些感官被形容成拉着一辆双轮马车的五匹白马,如果不借由缰绳对它们加以控制,那么这辆马车最终就会被颠覆。

　　感官本身是无辜的,不是要感官装聋作哑,重点是对它们加以控制。比如当一个人告诉自己说,"我不应贪吃,因为贪吃导致肥胖和疾病",而心却难以克服口腹之欲望,最后屈服于过于强大的感官,这就是感官不受心控制的状态,它会把人带入混乱当中。《薄伽梵歌》里说,"瑜伽不是给吃得太多或饿肚子的人学习的,也不是给睡得太多或彻夜不眠的人的"。这是教导我们不要放纵自己的感官去走极端。

　　感官就是一面镜子,向外转时就反映外在,向内转则反映内在。一旦允许它们向外转,它们就会被外在的世界所吸引,然后把种种诱惑和欲望告诉心,让心忙个不停。如果把它们向内转,则会感到心的祥和与宁静。

　　实际上,感官是心的通道,它们允许所有的外在事物进入内心。控制这个通道,我们才能把住心的大门。

---

①《薄伽梵歌》五千年前由梵文写成,是世界著名古印度长篇史诗《摩诃婆罗多》中的一章,被认为是最能反映印度古典思想的经典著作之一。

只要跟从这八个步骤去练习，就能获得身体的健康和控制自己的思想，获得智慧和佛一般的慈悲。

对一个青少年来说，练习前三个步骤是最为重要的——遵守社会和个人道德准则，以及练习体式，为将来的成长以及成年后进一步的瑜伽修习做好准备。接下来，是对前三步的重点讲述。

第一步，制戒。

（1）非暴力——Ahima。

非暴力是制戒的第一步。圣哲们总是在宣扬这一点，并将其实践在自己的思想、言辞和行动当中。佛陀就是宣讲非暴力最好的老师。除了影响人类，佛陀甚至能感化野兽，使其变得驯顺与平和。

一次，佛陀和弟子们正漫步在街道上，佛陀的一个叫德瓦德塔（Devadtta）的表亲对他心怀嫉妒，于是这个德瓦德塔把一头大象灌醉，然后解开拴着大象的皮带，希望佛陀能被兽性大发的大象踩死。当狂怒的大象冲向街道时，路人纷纷奔逃，佛陀的弟子也劝他赶紧逃命，但佛陀平静地拒绝了这样去做。大象看到佛陀无所畏惧，更加狂怒了，直奔佛陀而去。佛陀只是平静地举起自己的右手，做出了一个非暴力的手势，即"无畏印"（右手举到胸前，掌心冲向正前方）。这头失去控制的野兽立刻平静下来，并且屈膝匍匐在佛陀的面前。

［评注］

这就是非暴力的力量，佛陀的力量。佛陀教化人们这种非暴力的习性，不论佛教传播到哪里，都带着和平与友善。莫罕达斯·卡拉姆昌德·甘地（印度国父）也以非暴力的信念带领印度人民走向了独立，他的一生都奉行和平、非暴力及真实的誓言，并因此赢得了全世界的景仰。

（2）诚实——Satya。

诚实是第二步，意味着真实、坦率和正直。如果一个人坚持练习真实,那么他的话语就会变得强而有力,他所说的话就会容易实现。

有这样一个印度传说:两位神在一起聊到自己的信徒,其中一位就夸口说:"我的信徒哈里什·钱德拉国王是世界上最诚实的人。"另一位神马上表示要验证这一切。于是他化装成一个穷人来到哈里什国王面前乞讨:"尊敬的国王,请赐予我两个恩典吧!"仁慈的国王回答说:"你将得到自己想要的一切。"化身为乞丐的神立刻向国王说:"我请求的第一个恩典是您的王国和所有的财富。"哈里什国王是个从不食言的人,于是应许了这个乞丐所要求的一切,他只穿一件单衣,带着自己的妻子和儿子离开了王宫,来到了森林里。而那位化装成乞丐的神仍然没能对这个考验结果感到满意,于是他继续向贫困的国王请求第二个恩典:"哈里什国王,请再给我一个半蒲式耳金币吧。"可是国王已经放弃了所有的财产,于是他说:"请再等一个月吧,那时我一定会给你的。"王室家庭只好去了喀什,国王努力地工作,但仍所获寥寥,一家人只好靠乞讨度日。

一个月的时间很快过去,乞丐来到国王的面前,要求得到他的一个半蒲式耳金币:"我的国王,请实现您的第二个恩典吧,否则就请承认您自己是个骗子。"眼看着丈夫无法实现自己的诺言,王后决定牺牲自己来维护国王的信誉与尊严,她乞求国王卖掉自己为奴来践约。然而,光卖掉妻子是不够的,国王只好把儿子和自己一同卖为奴隶,来换取作为诺言的一个半蒲式耳金币。

国王被派到火葬场去工作。然而,更悲惨的命运还在后面。小王子有一天被毒蛇咬伤,不治身亡。那位心碎的母亲——王后只能自己背着孩子的尸体来到火葬场。悲伤的国王面对着自己儿子的尸体,却不能不坚守自己的职责,他只能流着泪对王后说:"对不起,亲爱的,除非支付火葬场的费用,否则,我不能……""我的主啊,我现在只是一文不名的奴隶",王后哭道。于是,这对可怜的夫妇决定自尽。伤心的国王捡拾火葬场没有烧尽的圆木搭了一个柴堆,把儿子的尸体放在上面,然后夫妇俩也坐在孩子身旁。就在点燃柴堆的一瞬间,布茹阿玛①、因陀罗②和众神一同显现,因陀罗从天堂中泼洒暴雨,浇灭了点燃的柴堆。众神告诉国王:"哈里什·钱德拉,你以行动证明了自己是世界上最诚实的人。你的劫难结束了。"众神让哈里什·钱德拉国王的儿子复活,并祝福了他的王室家庭,把王国归还给这个诚实的人。

[评注]

有了诚实作为基础,才能拥有一个开朗的人生。但也需要认识到,瑜伽是一门需要实证实修的艺术,诚实并不是盲从。佛陀曾教导自己的弟子,"即便是我本人所说的话,你们也需验证过后方可相信"。作为一个初学者,开始时当然需要更多的信心和信任,随着练习的深入,真实地面对练习中所发生的所有感受和变化,直到我们尝到练习的好处。一旦我们以自己的实证实修证实了这一点,即便整个世界横在前面也阻止不了我们追求瑜伽的脚步。

(3)不偷盗——Asteya。

第三步是不偷盗。圣哲帕坦伽利教导人们,偷盗和抢掠都是错误的行为,即使嫉妒他人的拥有也是不正确的。史诗《罗摩衍那》③用罗摩和婆罗多(Bharata)王子的故事歌颂了不偷盗这一美德。

婆罗多王子的父亲——十车王有三个妻子。第一个妻子乔萨里亚(Kausalya)是太子罗摩(Rama)的生母。第三个妻子苏米塔(Sumitra)有两个儿子,罗什曼那(Lakshmana)和沙图格哈

---

① 布茹阿玛(Brahma)是印度教中宇宙精神"梵"的人格化体现,是生之神。传说布茹阿玛是从维史努的肚脐里里长出的一朵莲花里诞生的,然后他开始创造世界万物。布茹阿玛还掌管文艺和智慧,因此也被称为"智慧之神"。
② 因陀罗是司掌雷电之神。
③《罗摩衍那》,意思是"罗摩的历险经历",与《摩诃婆罗多》并称为印度两大史诗,对整个南亚地区的文化和宗教都产生过深远的影响。

拉（Shatrughana）。第二个妻子吉伽伊（Kaikeyi）则是王子婆罗多的母亲。吉伽伊曾在一次大战中救过十车王的命，十车王因此应许了吉伽伊两个恩典，将来无论她要求什么，都会得到应允。

一次，婆罗多王子外出去探视自己的祖父，他的母亲这时得知了太子罗摩即将继位的消息，于是她来到国王面前，向她的丈夫请求道："您多年前曾许我两个恩典，今天我想求您予以实现。"她的丈夫应允了。于是，充满野心的吉伽伊说："第一，请让我的儿子婆罗多继承王位；第二，把罗摩流放到森林中十四年。"吉伽伊的要求令国王心碎，但他无法食言，伤心地昏倒在地。罗摩为了不使自己的父亲为难，主动带着他的妻子悉达离开王宫，前往森林。他的兄弟罗什曼那敬爱自己的兄长，总是和他形影相随，因此决定陪他一起去往流放地。当他们离开时，国王由于伤心过度，离开了人世。

婆罗多回到王宫，发现人们都对他侧目，他意识到一定有什么事情发生了，于是急忙去觐见自己的母后，他的母亲高兴地告诉他："婆罗多，你的父亲已不在了，你将继承王位，因为太子已被我贬黜到森林里去了。"心地纯良的婆罗多被这一消息惊呆了。"母亲，"他哭道，"您被贪婪蒙蔽了双眼啊！从我哥哥手里抢劫来的权力对我而言毫无意义。"婆罗多立即启程前往森林，决心把哥哥带回来，并归还他的王权。罗什曼那见婆罗多带着大队人马赶来，以为是来追杀罗摩的，因此勃然大怒，欲拔剑相向。但罗摩知道婆罗多不是那样的人，遂阻止了罗什曼那。婆罗多跪叩在兄长面前啜泣道："请原谅我，亲爱的兄长。回去掌管你的王国和子民吧，我们的父亲已不在了。"

但他没能劝说罗摩离开自己的流放地，最后只好带走了罗摩的鞋子去供奉，以示决心。后来，婆罗多代理兄长管理了国家十四年，直到罗摩的流放期满，心地纯洁的婆罗多终于把王位归还给他。

[评注]

婆罗多遵守了不偷盗的誓约,他明白没有任何东西可以真正靠偷窃来得到。其实,我们每一个人都是小偷,每时每刻我们都在向大自然偷窃,呼吸它的空气,使用它的空间,汲取它的养分。这并不是说我们应该停止自己的呼吸来做到不偷盗。就像影片《阿凡达》里所说的一样,阿凡达人在打猎、耕种、向自然索取时保持着对它的尊重,他们知道只能适当地取用,因为生的能量是向大自然借来的,借来的东西最终都是要归还的。所以,当人们因贪婪而无限制地砍伐森林,占用土地,因虚荣而杀戮珍稀动物,以华丽的毛皮来炫耀自己时——这些行为就是可耻的偷窃。

(4)禁欲——Brahmacharya。

禁欲是应持守的第四条戒律,其原意为控制自己或自律。很多时候这个词被直接翻译成禁欲,但禁欲并不只是狭义地指禁欲,事实上,完全可以更大范围地把这个词理解为一个人面对诱惑时的定力。

在印度,一个自律且学习经典的学生被人称作贞守士。

圣人维亚萨(Vyasa)的儿子舒卡(Shuka)就是一个杰出的贞守士。他很年轻的时候,就被父亲送到祭主仙人(Brihaspati)门下去学习。舒卡是个求知欲很强烈并且有天分的学生,很快就掌握了许多学科知识。每次回家,他仍然坚持学习和祈祷。这样过了好些年,维亚萨认为舒卡已经是个成人了,是时候成家立业了。当他建议儿子结婚时,舒卡却回答说:"不,我想继续学习直到开悟。"于是博学的维亚萨教导儿子学习许多的哲学典籍,但舒卡仍然求知若渴。维亚萨就建议儿子说:"那就去米斯拉寻找加纳卡国王并师从他吧,他是世界上最聪明的人。"

就这样,舒卡启程去了那个遥远的国度。他用了两年的时间翻山越岭,终于来到了加纳卡的王宫。凭着一个瑜伽师的非凡能量,加纳卡国王已经洞见到舒卡的到来和此行的目的,他决定考验一下舒卡。他命令哨兵做出不欢迎舒卡的样子,而舒卡却仍然能在这种不友善的待遇中保持耐心和定力。第四天,加纳卡国王来到王宫的大门,亲自把舒卡迎进了自己的客厅。在这里,提供给舒卡的所有东西都是最舒适的。他在香水中沐浴,穿上了丝绸的袍子,还有许多的美味佳肴。然而,面对这些奢华的享受时,舒卡并没表示出太多的热心和享受,相反,他仍然把时间花在冥想和祈祷上。加纳卡国王发现冒犯和奢华的享受都无法影响舒卡,于是他决心对舒卡进行最终的考验。在辉煌的大厅里,到处是娇艳而美貌的舞女。加纳卡国王给了舒卡一只盛满牛奶的碗,"围绕着大厅走七圈吧,不能让一滴牛奶泼洒出来!"国王说。舒卡接过了这只碗,他轻松地围绕着大厅走了七圈,经过了气宇轩昂的朝臣们,翩跹起舞的美女以及乐师们的面前,没有泼洒出一滴牛奶。

加纳卡国王非常高兴。"舒卡,"他说,"你是我所见到最能自控、自律的人,我没有什么可以教你的了。只需要继续自己的练习,你会完成至高无上的八分支的。"

[评注]

舒卡以至高的定力通过了考验。我们在长长的一生中,也会像他一样遇到许多声色的诱惑,并不是每一个人都有勇气拒绝这一切。当我们在爱着一个人的时候,你会希望给予和满足他。但就像你爱一个小孩子,你会因为爱他而给他整盒的糖果吗?偶尔给这个孩子一些糖果才是恰当的,禁欲就是这样的情况。而人生中的许多东西是不能随便试用的。就像我们去水果店买苹果,你无法要求老板让你先试吃一口再决定是否购买这只苹果,你只被允许闻一闻,看看苹果的大小和形状,再判断这只苹果是否是你要的口味。那么,人的尊严还不如一个苹果吗?

帕坦伽利之所以提出在习练瑜伽之前先持戒,就是为了告诉人们,要想获得真正的自由和解脱,必须先学会自我约束。没有任何自由是绝对的。所以,有关禁欲这一点,你有多珍爱自己,别人就有多珍爱你。作为青少年,我们应该谨记:适当的约束是为了更好地向那个值得的人去奉献我们的爱。

(5)不执——Aparigraha。

不执是第五条戒律,意思是不要对任何事物具有攫取欲。一个人不应该贪心,哪怕只拥有很少的财产也能知足者常乐。很久以前,在南印度住着一个虔诚的婆罗门[①],名叫维施努·多沙。他的事迹提供了一个坚守不执的很好的事例。

维施努·多沙生活在朱罗王统治时期。朱罗王一直以自己的虔诚自诩。他每天都以鲜花和珍珠敬奉给神。一天,当朱罗王又在供奉的时候,婆罗门维施努·多沙也来到了寺庙。他虔诚地向神供奉了一些洁净的树叶和一陶罐新鲜的清水。看到这些,骄傲的国王心里很不舒服。"你这个贫穷的婆罗门,怎么能向神供奉这样寒窘的东西?天堂的门绝不会向你打开的!""那我们就看看谁会先见到天主吧。"维施努·多沙这样回答。

回到王宫以后,国王叫来他的大臣,问道:"我怎样才能取悦天主呢?""给那些穷人做一次大规模的布施吧!"大臣回答。"好主意!立刻着手这项工作吧!"国王命令道。

与此同时,虔诚的维施努·多沙继续过着简朴的生活,继续着自己的祈祷以及对神的敬奉。他的生活很简单,每天只吃一顿饭。一天,当祈祷完毕以后,贫穷的婆罗门为自己做好饭,并把饭放在窗台上,想等凉了再吃。于是他做了一次小小的散步。当他回到家里,发现窗台上的饭已经被人吃掉了。第二天,情况依然如此,被剥夺了一天中唯一一餐的维施努·多沙想:"一定是神叫我斋戒吧。"又过了许多天,当维施努·多沙散步回来准

[①]印度有着严格的种姓制度,每一种姓代表一个社会阶层。传说婆罗门是从创造之神梵天的双唇出生的,这一阶层是保佑知识和掌管祭祀的僧侣或祭师,可以把他们理解为知识分子阶层。从梵天的双手产生了刹帝利,他们是持剑和保卫国家,争夺财富与权力的国王和武士。梵天的大腿产生了吠舍,这一阶层是从事生产创造的农夫和商人。双脚产生了首陀罗,命中注定要服侍上述三个种姓的劳动者。

备就餐时,发现一个衣衫褴褛的乞丐在窗下,偷偷摸摸拿起自己的食物往嘴里塞,然后又悄悄溜走。看到这个饥饿的乞丐,维施努·多沙感到很愧疚。他注意到乞丐留下黄油没有吃,于是追上去,嘴里喊道:"请等一等!"乞丐跑得更快了,以为维施努·多沙想揍他。

最后,他终于抓住了那个偷吃的乞丐,"把黄油也吃了吧。"无私的维施努·多沙说道。乞丐被这个追着要给他食物的瘦弱的婆罗门惊呆了。就在一瞬之间,乞丐现出了他的真身,他不是别人,正是伟大的毗湿奴(Vishnu)①。"我亲爱的信徒,你的无私是世上无双的。"就这样,天主把维施努·多沙带去了天堂。

[评注]

从很小的时候起,人们就开始索取分数、学位、各种意味着名誉的证书——为将来获得更多的金钱和地位做准备。索取本身并不是坏的,但如果索取完全只是为了自己服务,那它同时就困住了你,使心失去自由。因此,索取,赚钱,接受良好的教育,无论你获得了什么,都与他人、社会、国家甚至全人类去分享。这样,你就会在舍与得之间建立起一种平衡,你的心就会获得平静、安宁和自由。

第二步,内制。

(1)清洁——Saucha。

清洁是恪守个人道德准则的第一戒。清洁的梵文原意是纯洁无污染,包括纯洁的思想、良好的自我感受以及身体洁净无诟病等各个方面。洗澡等个人卫生会保持我们外在的洁净,而体式和呼吸控制法才能清除我们内在的毒素,并净化我们内在的思想。瑜伽士和那些热衷于瑜伽的人通常总是在开始祈祷和一天的日常活动之前先清洁他们自己。

---

①毗湿奴,印度教三大神之一,是守护神和维持神,维持世界的繁荣与秩序。

在很久很久以前,克什米尔住着一位国王,非常不幸的是,他感染了麻风病。人们从很远的地方为他召来了医生,但非常遗憾,没有任何医生能治愈他的疾患。于是,国王决心进行一次朝圣之旅。他行遍许多地方,也碰见过许多的圣人,但仍然没有人帮得了他。最后,他来到了奇丹巴拉姆神庙(Chidambaram)。为了在进入神殿前清洁自己,国王跳进了神庙前的水塘。当他从水塘中出来的时候,他注意到自己的身体好像已经痊愈了。麻风病所造成的畸形消失了,健康和活力开始在他的身体中闪耀。国王高兴极了,在这古老的神庙前,国王向湿婆神展示他已变得纯净的身心以示感激,并大举供养这个古老的神庙,使其变得更为恢宏壮丽。

[评注]

身体是灵魂的寄居之所,要想保持灵魂的高洁,那么身体这个容器就必须得到很好的维护。古籍《哈他瑜伽之光》这本书里记载了六种清洁法,要求每一个瑜伽士对自己的眼睛、呼吸道、消化道、肠道以及排泄口做完全的清洁,甚至包括我们内在的生命能量也应在练习呼吸控制法之前先得到足够的净化,这样,我们在练习中才能使自己的能量通道保持洁净和畅通,同时也才能在练习中获得不受污染的生命能量。

瑜伽和瑜伽的理念在日常生活中的每一步都帮助着我们。借由瑜伽的理念,我们明白了清洁不仅针对外在的身体,取食不当的食物也会给身体带来垢秽,比如那些垃圾食品。保持身体内外的洁净,但同时也要有度,患有洁癖的人不一定就是拥有纯净能量的人,重点是将所有的生活习惯保持在平衡的状态。事实上,不仅是地球需要环保,我们自己的身体也同样需要。

(2)知足——Santosa。

知足的意思是满足。克里希那(Krishna)和他童年时的伙伴苏达玛(Sudama)的故事向我们揭示了满足的意义。

克里希那年轻的时候在山迪帕尼上师的修行院里学习。在修行院里,他最好的朋友是一个非常聪明的婆罗门,名叫苏达玛。两个男孩在修行院里一起学习,玩耍和成长。学习结束以后,两个男孩难过地分开了。在这之后,克里希那经过重重险阻,最后成为德瓦拉卡(Dwaraka)的国王,而苏达玛则选择做了一名祭师。苏达玛还娶了一位虔诚的姑娘,名叫苏什娜(Sushina)。很多年后,苏达玛的家庭在不断地壮大,但作为祭师,他却收入菲薄。最后,苏什娜发现哪怕仅是糊口都已经很困难了。一天,家里已经没有任何食物,苏什娜失望之余只好对丈夫说:"我们的孩子饿得直哭。为什么你不去找自己童年的玩伴克里希那呢?他现在已经是德瓦拉卡的国王了,一定会帮助你的。"苏达玛想到自己挚爱的朋友,心里立刻变得清亮起来,他说:"我要去看看他,但我不会向他要钱的。"

苏什娜很高兴,她向邻居借了一点泡米,然后用衣服扎好口,"把这个作为礼物给你的朋友吧。"她说。带着这寒酸的礼物,苏达玛动身去遥远的德瓦拉卡。走了很久很久,他终于到达了首府。宏伟壮丽的城堡震慑着苏达玛,他走到王宫的大门前,卫兵拦住了他的去路,"你是谁?你想干什么?""我是苏达玛,我去看望我的朋友克里希那。"卫兵不相信这个贫穷的人是国王的朋友,很不情愿地把消息上报给国王。苏达玛前来探望的消息使国王心中涌起狂喜的波澜,他立刻奔跑到王宫大门前,迎接自己的朋友。克里希那拥抱着疲惫的苏达玛,然后带他来到殿内,亲自为他洗脚,并尽力让他感到舒适。

突然,克里希那注意到苏达玛带来的那个包裹,"那是什么?"他问道。这寒酸的礼物使苏达玛感到羞惭。但是国王一把抢过包裹,并充满期待地打开,"是泡米,"他说,"我的最爱。"然后就用手捧着吃起来。苏达玛看到自己的朋友——富甲天下的国王居然那么满意自己这寒酸的礼品,感到非常高兴。这两个好朋友在一起聊了很久很久。应克里希那的请求,苏达玛在宫里又住上了一些日子。后来,想到他的家人还在那里等待着他,苏达玛离开了。乘坐着皇家马车返回时,苏达玛忽然记起苏什娜让他来这里的目的,"克里希那并没有问我需要点什么,"他想,"但我怎么能两手空空回去见我的家人呢?"带着沮丧,苏达玛在离自己的小屋不远处下了车,垂头丧气地向家的方向走去。奇怪的是,在自己家茅草房该在的地方巍然耸立着一座豪宅。"我的房子呢?还有我的家人呢?"他迷惑了。

这时苏什娜打开了大门,她穿着华服,身后跟着大群仆人,"欢迎我的主人。"她高兴地迎接自己的丈夫,"你走之后国王就安排了这一切。"

苏达玛的考验就这样结束了,然而,他还是回归了自己简朴的生活,并终生致力于冥想和祈祷。

[评注]

知足的意思,就是对生命中的所得保持不迎不送的态度。当好运来临时不喜形于色,生活平淡时也能过得安稳自如。这并不是在倡导宿命论。要知道,我们不论做什么都是为了得到幸福和快乐,而幸福快乐只有在我们知足时才会降临。不论我们在生活中得到了什么,满足地接受,活在当下并充分感受那个时刻。幸福不是拼命向外去索求的,知足的人心中常怀平静,而幸福永远只和平静相守。

(3)苦行——Tapa。

苦行是内制的第三步,意味着苦行、苦修或燃烧的努力。

男孩杜鲁瓦(Dhruva,梵文意为北极星)就是一个艰苦修习Tapa 的典范。

杜鲁瓦的父亲是一个权力强大的显赫的国王,他有两个妻子。年长的妻子温和谦逊,杜鲁瓦就是她的儿子。年轻的妻子苏里兹(Surichi)傲慢而有野心,她也有个儿子叫乌塔玛(Uttama)。苏里兹深得国王的宠爱,她希望自己的儿子以后会成为王位的继承人,所以她利用一切机会去污蔑年长的王后和她年幼的儿子杜鲁瓦。国王相信了苏里兹所说的话,并将所有的注意力都倾注在年轻的王后和她儿子身上。

一天，小杜鲁瓦看到他父亲一个人，便跑过去坐在他腿上。这时正好苏里兹走过来，看到这一幕，她尖声叫喊着："你怎么敢坐到国王的腿上！"她一下子把杜鲁瓦推下来。杜鲁瓦非常伤心，他哭着去找妈妈，"母亲，"他起誓说，"我要去修苦行，我要得到比我父亲更高的成就！"母亲试图劝阻儿子，但这个意志坚定的男孩对他的誓言坚贞不渝，最后杜鲁瓦带着母亲的祝福来到了树林。虽然还只是个小男孩，杜鲁瓦却意志坚决，他独自走进树林去寻找他的老师。每当他看到智慧而神圣的人，他都会问他们："请指给我通往天堂的道路。"一些智者很钦佩他，也有一些嘲笑他，还有的人则劝他回家。但没有人能够指给他那条道路。杜鲁瓦坚定信念毫不动摇，在树林里他以野果和水为食。无论严寒酷暑，还是猛兽或者饥饿都不曾动摇他的决心。后来，他遇到了纳拉达（Narada）智者，他教给杜鲁瓦一段祈祷文："如果你真想到达天堂，就祈祷这个并冥想诸神吧。"杜鲁瓦得到这个指引很高兴，于是双腿盘坐在一棵树下，集中他的注意力对毗湿奴神做了一段时间冥想，最后他祈祷并禁食。被这孩子的精进苦行所感动，毗湿奴神出现在他面前。"神啊，"男孩祈祷道，"请帮助我母亲，请清除她的忧伤，也请给我指一条通往天堂的道路吧。""杜鲁瓦，"毗湿奴答道，"你的苦行已经超过那些伟大的圣者，我答应你的愿望，现在回到你母亲身边吧。"年轻人回到家，父母看到他回来都很高兴。苏里兹也因为以前给他错误的对待而向他道歉。杜鲁瓦长大后，国王将王位传给他，杜鲁瓦非常好地治理他的国家很多年。年老后，毗湿奴带他到天堂将他变成一颗明亮的星星叫作 Dhruva——北极星。

［评注］

身体层面的"燃烧"是指苦行僧们借助断食来燃烧掉身体的多余脂肪和毒素；而心理层面的"燃烧"则是祛除那些旧有的印象（因为它们被认为是幻象）；言行方面的"燃烧"是指噤语，因而得到宁静。苦行的意义即在于接受痛苦，超越所有世俗的享乐以此来获得重生。就像我们洗衣服一样，要洗涤衣服上的污垢，就必须揉搓、拍打，还要放在碱性的洗涤液里浸泡——经历了种种的痛苦之后，衣服才能光洁如新，心也是这样。可以试想，如果把心长时间地浸淫在世俗的享乐中，就像一个人长时间蜷在舒适的沙发上，身体会逐渐变得慵懒，失去敏锐的觉知，久而久之，即便是舒适也会觉察不出来。

如果生活带给我们痛苦，不要抱怨，因为那是生活在帮助我们完成苦行，以此来净化我们的心灵。精神上的力量来自我们敢于正视并接受痛苦，一旦接受了痛苦，痛苦就能转化成力量与喜悦。就像母亲生育孩子一样，虽然那可能非常痛苦，但是她并不回避，反而欢迎这种痛苦的到来，因为她知道在这痛苦之后会有多么珍贵的所得。

（4）研习——Svadhyaya。

研习是内制的第四条戒律。意思是自我修习或自我觉知。在《奥义书》[①]中记载着一个名叫纳奇克塔（Nachiketa）的男孩的故事。这个男孩为那些确实想要了解自我的人树立了一个很好的榜样。

纳奇克塔的父亲，圣人瓦加史努瓦萨（Vajashravasa）有一次主持了一场盛大的祭祀。为了能进入天堂他施舍了一些牛给穷人。不过，那些牛都又老又瘦，纳奇克塔看到父亲的吝啬很沮丧。怀着对父亲的谴责他问道："父亲，您会把我送去谁那里呢？"开始父亲没有理他，但小男孩坚持问，最后父亲被问烦了，低声说道，我会把你送给死亡之神。纳奇克塔毫不惧怕地去到死神的宫殿，正巧死神出去了，于是纳奇克塔就在宫殿门口等他，同时自己做斋戒和祈祷。

---

①奥义书，意为"近坐"，就是秘密传授的意思。是古印度一类文献的总称，由《吠陀经》发展而来，是婆罗门教和印度教的重要经典。

三天后死神回来的时候看到这个毫无惧色的男孩站在他宫殿的大门口，死神很欣喜这孩子的虔诚和决心，"既然你已经等了我三天，那么我可以答应让你实现三个愿望。""那么请让我父亲看到我回到地面上时很开心"，纳奇克塔要求说。"那好吧。""现在请告诉我怎样才能到达天堂"，纳奇克塔问道。死神于是教给纳奇克塔怎样才能到达那个叫作天堂的无忧乐土的方法。"最后，请为我说明一个人死后会发生什么？"纳奇克塔问道。"这可是个难题，"死神吓了一跳，他拒绝道，"提点别的什么要求吧，比如一群牲口、一些大象、黄金、宫殿或者长生不死什么的。""不！我不想要那些东西，告诉我人死后会继续存在吗？"纳奇克塔坚持问道。死神被纳奇克塔渴望理解生死奥秘的决心所打动，他解释道："在身体死掉和腐烂之后灵魂会继续存在。灵魂像个驾驭者，身体像一个马车。聪明才智是马车夫，思想和感觉是缰绳。色、声、香、味、触觉这五个感官是五匹拉车的马。你周围的世界就像这些吃草的马的放牧场一样。"死神继续告诉纳奇克塔瑜伽的重要性。"通过练习你就能控制自己的感官，就像马车夫控制他的马儿一样，一旦你控制了感官，你将看到自己的灵魂并认识自己。"纳奇克塔理解了死神的教授，很努力地学习，最终认识了自己的本性，并因此成为一个智者，一个完美的人。

　　（5）敬神——Ishvara Pranidhama。

　　敬神是最后一个内制。意思是对神的敬仰和忠诚。有一个难以置信的故事是关于一个名字叫作帕拉德（Prahlada）的男孩的故事，他的父母有着恶魔的灵魂，但他却仍然忠实于神。国王希兰亚卡悉布（Hiranya-kashyapu）统治着一个很强大的国家，是一个有力量的恶魔。他憎恨毗湿奴，因为毗湿奴神曾杀死他的双胞胎哥哥。一天他召集了大臣对他们说："去毁掉在我的国土上的所有的毗湿奴神的庙宇和神像，烧掉所有带有毗湿奴名字的书，还要确保在我的国家里不会有人念诵毗湿奴。"国王还要确保他的小儿子帕拉德成长为一个强大的恶魔，他将儿子交付给一个著名的老师,并说:"用所有恶魔的方法来教授这孩子,让他学会唾弃神,要确保他永远听不到毗湿奴的名字。"

　　过了几个月,国王想了解儿子的学习情况,他来到帕拉德那里问:"孩子,你学习得怎样了?""我已经学习了对毗湿奴的敬爱。"天真的孩子回答。"什么!"国王叫道,他简直不能相信自己的耳朵,"把老师的头给我砍了!"老师哆哆嗦嗦地跑来说:"我的国王,我并没有教过他去敬爱毗湿奴啊。""那么你告诉我是谁教会你这该死的名字的?"国王叫嚣着问。"是毗湿奴亲自教我的。"帕拉德虔诚地回答。"把这孩子带走,要让他把学过的这些都摆脱掉!"国王怒气冲冲地说。国王很失望地知晓这一切,他离开帕拉德,又让他继续学习。几年后他再一次召见男孩。"这回你学习到了什么知识吗?"他问男孩。"我向伟大的毗湿奴鞠躬表达敬意。"忠诚的孩子回答道。暴怒得难以自制的国王命令士兵杀掉孩子,士兵用锋利的剑刺杀,用棍棒打帕拉德,而男孩则很安静地站着并同时念诵毗湿奴的名字,在神的庇佑下,男孩没有受到丝毫伤害。国王又命令士兵将帕拉德投进一个满是毒蛇的大坑里,男孩站在这些蟒蛇中间毫无惧色,继续念诵着毗湿奴的名字,他仍然没有被伤害。"把帕拉德丢进火里。"失去理智的国王命令道。但当男孩走出烈火时,仍毫发未损。"把他扔到海里。"坏透的国王命令道。然而仍不能伤害到男孩。"把他从悬崖上丢下去。"残忍的国王说,而帕拉德仍继续祈祷毗湿奴的名字,他非常安全地轻轻地落到地面上。然后男孩回到父亲的宫殿继续冥想和向毗湿奴神祈祷。

　　一天,当这个忠诚的男孩祈祷时,国王又来挑衅他道:"你不是说毗湿奴无处不在吗?那么现在就让他在这根柱子里现身好啦!"随着一声令人惊恐的叫声,毗湿奴以一个半人半狮的形象冲出柱子,他杀死了暴虐的国王,赐福于他忠实的小信徒。之后,虔诚的帕拉德成为这个国家的国王。

第三步,体式。

体式是八支分法的第三项,意思是体式或站姿,传说瑜伽的体式来自湿婆神。湿婆神采用不同的站姿和体式,创造了不同的生活形态。每一次他演示一个体式便会有一个新的创造诞生。当他做了84 000 000个体式的时候,84 000 000个生活方式便产生了。但瑜伽行者仅仅了解和练习这些体式中的一部分。有一些体式代表一些生活中的事物,比如树式、鱼式和鹤式;也有一些源自其他方面,如来自大自然中的山式或月亮式;一些仿照人造物体,如船式和犁式;一些来自圣者或诸神,如圣哲玛里琪;还有来自几何图形的,比如三角式;或者根据身体中的某一个部位而命名,如双腿背部伸展(图1-3-1)。体式是一种生活的态度。一个人如果在任何动作当中都能控制自己的身体,建立一种自律的习惯,并且做到安稳自如,那么,在生活中也必能获得适应压力和多变环境的能力。

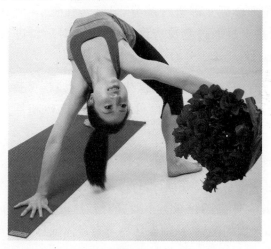

图 1-3-1

圣哲帕坦伽利教我们练习体式时要稳固和坚定,正确地修习体式会为我们带来幸福感。体式是科学的练习,体式不仅让我们变得强壮和灵活,也会帮助我们清洁自己的身体。通过练习体式,循环系统、呼吸系统、消化系统和排泄系统都会得到提升。体式也会帮助我们提高记忆力、注意力和力量。体式教我们如何成为平静的人,对身体和思想都具有相当的价值。

四、练习瑜伽的注意事项

(一)练习瑜伽的地点

体式的练习应该选择在一个干净、通风和采光好的地方进行。地板应该是平的,如果无法在室内进行练习,也应该在户外地面相对较平的地方进行练习。

(二)练习瑜伽的时间

练习体式最好的时间应该是早饭前或晚饭前的时段。

(三)练习瑜伽时的饮食要求

不要在进食后立即进行练习,最好是在餐后2~4小时练习体式,即便是少量的进食也应该在1~2小时后再进行练习。

(四)练习瑜伽的器材

在练习时,只需要一床瑜伽垫和一张柔软、可折叠的毯子作为练习的器材。如果必要,也可以准备瑜伽砖和伸展带作为辅助工具。

(五)练习瑜伽时的清洁要求

如果可能的话,在沐浴后进行练习。在练习之前最好先上洗手间,尽可能排空体内的垃圾。不要穿着鞋袜进行体式练习,那样会影响皮肤和地面的触感,从而破坏练习时身体敏感的觉知度。

(六)生病期间的练习

在生病期间最好是停止练习。然而,如果你只是有点小问题,比如感冒、头痛、胃痛、关节扭伤等等,请遵照医嘱或咨询有经验的瑜伽师。瑜伽练习可以在一定程度上减轻这些问题。

（七）女性练习瑜伽的注意事项

女性处在生理期时，要避免那些倒置的体式，比如肩倒立、头倒立、犁式、下犬式等。这样的体式容易引起污血倒流，没有排尽的污血有可能堆积在子宫内，最后形成肌瘤。也不要做那些对腹部形成压迫的动作，比如船式、半鱼王式、脊柱扭转式等。生理期子宫膨胀，强烈的压迫或推挤有可能会造成子宫的移位。除此以外，修习者可以照常进行练习，瑜伽练习还会在很大程度上帮助改善痛经或别的妇科问题。有担心的地方，修习者可以咨询自己的老师有关经期练习的具体细节。

（八）儿童练习瑜伽的注意事项

8岁以下的儿童在做涉及脊柱的体式时不必过于强调精准，也不要进行三级以上的课程练习。因为其身体尚未发育完全，所以不要强迫他们做体式。另外，由于这一年龄段的孩子心肺功能也未发育完全，所以要特别注意不要让他们在练习时屏息或尽量避免那些容易造成屏息的动作。

（九）练习瑜伽时的呼吸

在做体式的时候，不要强迫自己去深呼吸或屏息，尽量让呼吸均匀而柔缓地去流动。保持自然的呼吸方式就可以了，记住呼吸永远是通过鼻而不是嘴进入体内的。

（十）练习瑜伽时的意识

对自己的练习保持敏锐的觉知，把注意力集中在当下的练习中。仔细观察老师的动作，并注意聆听讲解，当进入具体的体式练习当中，就应该尝试去建立自己的体会。

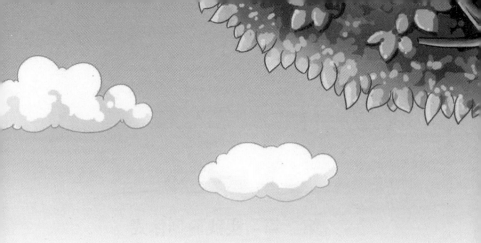

持续不断的练习和不执迷于物可以控制心念的波动。

——帕坦伽利《瑜伽经》

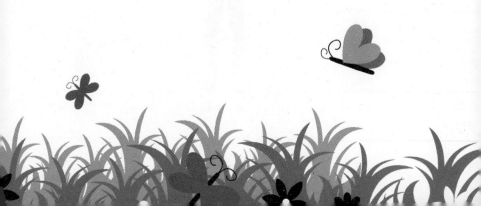

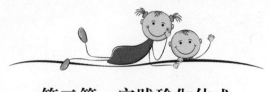

第二篇　实践瑜伽体式

一、站立体式

（一）山式（Tada-asana）（图 2-1-1）

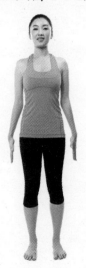

图 2-1-1

（二）手臂上举伸展式（Urdhva Hasta-asana）（图 2-1-2）

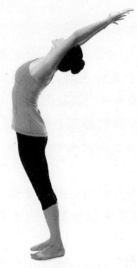

图 2-1-2

1.练习方法

（1）直立,并拢双脚。脚后跟和大脚趾彼此接触,双手自然下垂,放在大腿的旁侧。

（2）膝盖和手肘收紧,打开胸部。把肩膀转向后方,目视前方。这就是山式站立,这个体式是一切站立体式的基础。

（3）双臂伸展过头,掌心朝上。这就是手臂上举伸展式。

2.注意事项

（1）像山一样稳定和挺拔地站立。

（2）把体重均匀地分布在双脚上。

3.避免事项

（1）不要塌腰站立。

（2）不要屏息。

4.益处

建立正确的站姿,使背部更加强壮有力。培养意识的警觉。

知识链接

Tada 的意思是山。世上最高的山是喜马拉雅山。喜马拉雅山在印度人的心目中是神圣的,因为瑜伽之神——湿婆就住在喜马拉雅山的岗仁波齐峰(Kailash)上。他的灵性伴侣雪山神女是喜马拉雅的女儿。他们的儿子甘尼什(Ganesh)①具有神力,可以去除一切障碍。而雪山神女的姐姐就是恒河,她融自喜马拉雅的冰川。

喜马拉雅以印度圣人们的隐居地著称。他们退隐到这座宁静而美丽的雪山中,练习瑜伽和苦行。许多瑜伽大师都在这座神山中悟得了宇宙之真谛。

(三)树式(Vriksha-asana)(图 2-1-3)

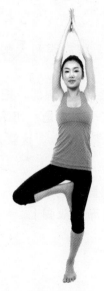

图 2-1-3

———————

①湿婆神与雪山神女之子,象头人身。

每边计数到10次或20次。

1.练习方法

(1)山式站立。

(2)弯曲右腿,把右脚放在左大腿的内侧,把双手放在两侧臀部上。

(3)双手向上伸展,两掌相合。这就是树式。

(4)还原成直立,转向另一侧做。最后回到山式。

2.注意事项

想象自己是一棵深深扎根于大地的树,茁壮而稳定地向上生长。

3.避免事项

(1)不要使自己像一棵迎风摇摆的树。

(2)不要使膝盖弯曲。应该强壮自己的双腿。

4.益处

强壮肩膀和双腿。提高专注力和平衡能力。

 知识链接

Vriksha就是树的意思。从前,一棵叫作Vriksha的树就生长在这个地球上。那时的人们都善良而诚实,也没有去拥有什么的欲望。因为他们简单的愿望都能通过这棵树得到满足。后来人开始变得邪恶和贪婪,于是这棵树从地球上消失了,被移栽到因陀罗圣主的花园中。但是,难道普通的树就没有满足过我们的愿望吗?它们献给人们花朵、果实、树荫以及木材,它们为鸟儿和小动物提供家园,它们还稳固着地球表面的土壤。就像树一样,瑜伽体式也带给人们诸多益处——健康、强壮、柔韧性、专注力以及举止的优雅。只要保持规律的练习,我们就能品尝到这些甜美果实的滋味。

(四)幻椅式(Utkata-asana)(图 2-1-4)

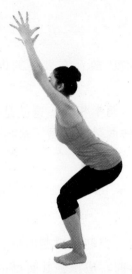

图 2-1-4

计数到 5 次或 15 次。

1.练习方法

(1)山式站立。

(2)手臂向上伸展,掌心相对,弯曲双膝,臀部向后坐,眼睛平视前方,这就是幻椅式。做完后再回到山式。

2.注意事项

想象自己是坐在一把椅子上。

3.避免事项

身体不要过于前倾。

4.益处

强壮脚踝、小腿、大腿内侧和背部。恢复脊柱的生理弯曲。

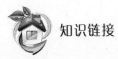
知识链接

　　Utkata 是高大、有力和出众的意思。伟大的史诗《罗摩衍那》讲述了这样一个故事。罗摩的妻子悉达被楞伽城的十首魔王罗波那掳走了。罗摩于是派遣神猴哈努曼[①]去营救自己的妻子。哈努曼一个跟斗就跨越了海洋，降落在了楞伽城，很快找到了被关押的悉达。但哈努曼决心给骄傲而邪恶的魔王一个教训，于是施魔法使自己的尾巴变得奇长无比，把它盘成一圈一圈的，就像一把高高的座椅。他坐在上面，俯视着他下方渺小的魔王。魔王被激怒了，下令把自己的王位抬高，但哈努曼立刻作法，使自己的尾巴变得更长，无论魔王怎么抬高自己的王位，哈努曼都可以从容地坐在更高处俯视着他。暴怒的罗波那于是下令放火，想烧毁哈努曼的尾巴，但哈努曼用自己的尾巴引燃了整个楞伽城。哈努曼向邪恶的魔王罗波那证明了自己的力量。于是，他坐在自己尾巴上的动作流传后世，成为幻椅式。

（五）鹰式（Garuda-asana）（图 2-1-5①②）

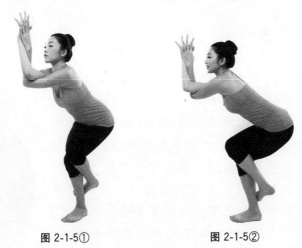

图 2-1-5①　　　　　　　图 2-1-5②

---

①印度史诗《罗摩衍那》中的人物，有 4 张脸和 8 只手，是《西游记》中孙悟空的人物原型。

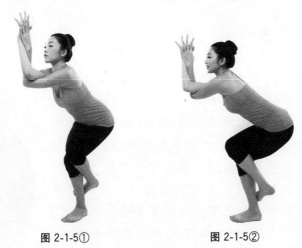

每边计数到 10 次或 20 次。

1.练习方法

（1）山式站立。

（2）弯曲膝盖，把左腿交叉到右腿的外侧，然后缠绕在右腿上。

（3）弯曲双臂，一只手上，一只手下，然后像腿的动作一样，缠绕起来，这就是鹰式。

（4）回到山式。

（5）还原成直立，转向另一侧做。最后回到山式。

2.注意事项

目视前方。

3.避免事项

缠绕要紧密，不要太松动。这样才能保持稳定。

4.益处

强健脚踝，消除肩部僵硬。可以预防小腿肌肉抽筋。

 知识链接

迦楼罗兼有人身和鹰翅，他是群鹰之母毗那陀的儿子，如图 2-1-6。一次，他的母亲与自己的姐妹——群蛇之母迦陀罗打赌，被其暗算，不得不认输，做了姐妹的奴隶整整五百年。迦楼罗发誓要赎回母亲的自由。作为赎身的条件，群蛇要求迦楼罗把能使人不朽的甘露从天帝因陀罗的天宫里取出来给他们。迦楼罗于是飞往天宫。经过激烈的大战，他打败了天帝因陀罗和众神。他叼起甘露往回飞，在回去的路上，迦楼罗遇上了毗湿奴神。这只金翅鸟的勇猛给毗湿奴神留

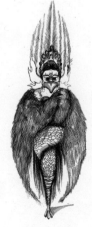

图 2-1-6

下了深刻的印象,于是准予他许一个愿,毗湿奴神将实现这个愿望作为给他的恩典。迦楼罗说:"我要高踞于你之上,即使没有甘露我也要不衰老不死亡。"毗湿奴神很欣赏他不加掩饰的高傲,于是收他为坐骑,迦楼罗的形象也作为毗湿奴神的旗徽,永远高踞于毗湿奴神之上。

(六)三角式(Utthita Trikona-asana)(图 2-1-7)

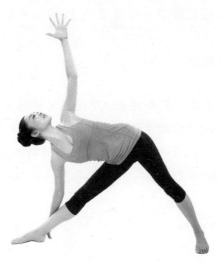

图 2-1-7

每边计数到 10 次或 20 次。

1.练习方法

(1)山式站立。

(2)分开双腿到自己一条腿的开度。双手侧平举,掌心朝下。

(3)右脚外转 90 度,左脚内扣。

(4)身体向右水平移动,再向下侧弯,把手放在右侧脚踝或地板上。眼睛看向左手手指。这就是三角式。

(5)还原成直立,转向另一侧做。最后回到山式。

2.注意事项

双手与背部保持一条直线,头与臀部保持一条直线。

3.避免事项

不要弯曲膝盖或手肘。

4.益处

塑造腿形,强壮脚踝。提高足弓,改善扁平足。矫正驼背。

 知识链接

Utthita 意思是伸展和延长。Trikona 的意思是三角形。实际上,在这个动作中你的身体形成了好几个三角形。记住,三角形是由直线形成的,所以在做三角式时要保持四肢完全伸直。

(七)三角扭转式(Parivritta Trikona-asana)(图 2-1-8)

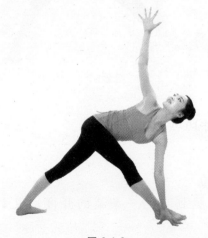

图 2-1-8

每边计数到 10 次或 20 次。

1.练习方法

(1)山式站立。

（2）分开双腿到自己一条腿的开度。双手侧平举，掌心朝下。

（3）右脚外转90度，左脚内扣45度。保持双腿像棍子一样直。

（4）向右扭转身体，然后把左手放在右脚的外侧地板上。伸展手臂向上，同时看向自己的右手手指。这就是三角扭转式。

（5）还原成直立，转向另一侧做。最后回到山式。

2.注意事项

腰部变得更窄，而胸部要保持开阔、舒展。头和双臂成一条直线。确保头部和脚踝在一条垂直线上。

3.避免事项

不要让大腿肌肉松弛。

4.益处

纠正弯腰驼背的姿势。使肩膀能向后打开。使整个身体强壮而富有弹性。

 知识链接

Parivritta的意思是扭转。Trikona的意思是三角形。这是一个扭转过来的三角形的姿势。一次，在蛇王婆苏吉（Vasuki）[①]和风神伐由（Vayu）之间发生了一场争论。蛇王盘踞在三峰山特瑞库塔上，再大的风也无法撼动这座山。伐由发怒了，刮起一场飓风，这场大风甚至撼动了整个地球和天堂。作为维持宇宙秩序的主神毗湿奴警告他们停止争端。当蛇王从山上松开自己紧紧盘踞的身体，大风卷走了特瑞库塔，最后这座山坠入了南部海洋。所以当我们的身体像蛇王盘踞在三峰山上那样时，一定要充分地收紧，无论什么样的力量都无法撼动我们的身体。

---

①婆苏吉，七头蛇，黑暗之王。

（八）侧三角伸展式(Utthita Parshva-Kona-asana)(图 2-1-9)

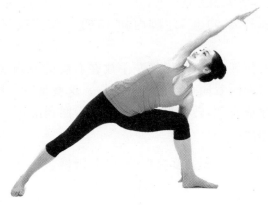

图 2-1-9

每边计数到 10 次或 20 次。

1.练习方法

（1）山式站立/每侧。

（2）分开双腿到自己一条腿的开度。双手侧平举，掌心朝下。

（3）右脚外展 90 度，左脚轻微内扣。右膝弯曲成垂直角，并让左腿像棍子一样直。

（4）把右手指尖或手掌放在右脚外侧，伸展左臂直到耳朵的上方，掌心朝下。这就是侧三角伸展式。

（5）还原成直立，转向另一侧做。最后回到山式。

2.注意事项

转动腰部，打开胸部。保持手臂伸直。

3.避免事项

不要让臀部指向后方，让整个身体的后部处于同一水平面。注意前面那条腿的膝盖不要超过脚尖，保持精准的垂直。

4.益处

增强腿部肌肉,去除腿部和臀部僵硬,纠正腿部畸形,缓解背部疼痛以及颈部扭伤,增强脚踝,强健胸部。

 知识链接

Utthita 意思是伸展,Parshva 是侧向的意思,kona 意为角。当我们正确地伸展、弯曲和侧向打开身体时,会形成许多几何图形,包括:四方形、三角形和直角。记住,垂直意味着弯曲那条腿的膝盖要在自己脚踝的正上方。

(九)侧三角扭转(Parivritta Parshva-Kona-asana)

(图 2-1-10)

每边计数到 10 次或 20 次。

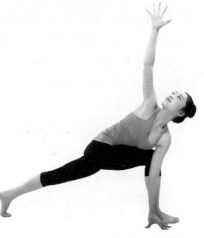

图 2-1-10

1.练习方法

(1)山式站立。

(2)分开双腿到自己一条腿的开度。双手侧平举,掌心朝下。

(3)向右扭转身体,把左肩固定在右膝的外侧,左手指尖或整个手掌放在地板上。沿着耳朵伸展右臂,眼睛看向指尖。这就是侧三角扭转式。

2.注意事项

记住扭转是柔软而伸展的,而不是向里强行挤压,扭曲变形。

3.避免事项

头部不要向前,要与身体保持一条直线。

4.益处

强健脊柱,缓解背痛和便秘。减去大腿和臀部的多余脂肪。

 知识链接

Parivritta 意为扭转,Parshva 是侧向的意思,kona 意为角。这是一个侧向扭转的动作。当你让自己的身体形成螺旋状的时候,可以想象自己像一只海螺。事实上,许多科学家都认为宇宙本身就是呈螺旋状,当我们的身体进入这个形状时,正好符合了能量运行的路径。

（十）战士一(Virabhadra -asana)(图 2-1-11)

每边计数到 10 次或 20 次。

1.练习方法

（1）山式站立。

（2）分开双腿三到四脚半的距离。双臂水平侧举,掌心朝下。

（3）双手上举,掌心相合,手肘伸直。

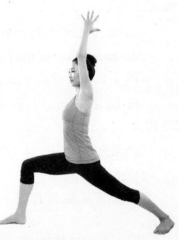

图 2-1-11

（4）右脚外转 90 度,左脚内扣 45 度,身体转向右侧。

（5）弯曲右膝成直角,左腿像棍子一样有力地伸直。看向指尖。这就是战士一。

（6）还原成直立,转向另一侧做。最后回到山式。

2.注意事项

像战士一样坚强有力。

3.避免事项

身体不要前倾。

4.益处

增强活力,提高心肺功能。强壮肩膀和背部的肌肉,缓解背痛。

 知识链接

很久很久以前,圣人达刹(Daksha)的女儿萨蒂(Sati)爱上了湿婆神。达刹勉强同意了他们的婚事。达刹随后举办了一场盛大的祭奠,邀请了三界的众神参加,但唯独没有邀请作为他女儿新郎的湿婆神。萨蒂愤怒地质问父亲:"为什么您不让我的丈夫湿婆神参加婚礼?"达刹回答说:"因为他是一个疯子。他身上缠满蛇,而且衣衫褴褛。"萨蒂无法忍受这样的耻辱,纵身跃入祭火。

湿婆神知道了萨蒂的死讯,无法抑制自己的愤怒。他拔下自己的发钗扔在地上,发钗立刻变成了一个残忍的武士——腓惹巴(Virabhadra)。湿婆神允许腓惹巴领导自己的军队,并命令他摧毁达刹的婚礼。腓惹巴强大而暴躁,并且拥有具魔力的武器。他击败了所有的天神——因陀罗、阿格尼[①]、毗湿奴、阎罗[②]——无人能赢得与腓惹巴的交战。最后,腓惹巴砍下了达刹的头颅,并把他投入了圣火中。

布茹阿玛、毗湿奴和其他天神一同来劝说湿婆神,"请发发慈悲,让达刹复活吧。"湿婆神这才同意了他们的请愿。达刹的

---

①阿格尼,火神。
②阎罗,死神。

头已被烧为灰烬,湿婆神从一只献祭的山羊身上割下头颅,安在达刹的颈项上,使他复活。达刹遂向湿婆神顶礼膜拜。

于是,战士式又被称作腓惹巴式。

Vira 的意思是战士,bhadra 的意思是最好的。腓惹巴是一名勇猛的战士,他身佩弓箭,手执战斧和盾牌,还有一把三叉戟作武器。

（十一）战士二（Virabhadra-asana）（图 2-1-12）

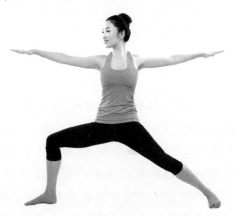

图 2-1-12

每边计数到 10 次或 20 次。

1.练习方法

（1）山式站立。

（2）分开双腿三到四脚半的距离。双臂水平侧举,掌心朝下。

（3）右脚外转 90 度,左脚稍微内扣。

（4）弯曲右膝至直角,左腿像棍子一样伸直。看向右手指尖。这就是战士二。

（5）还原成直立,转向另一侧做。最后回到山式。

2.注意事项

伸直双臂,就像努力在向相反的方向推动两堵墙一样。腹部上提,胸腔外展。

3.避免事项

不要前倾,更不要侧倾。头顶与肚脐保持一条直线。

4.益处

强壮双腿,纠正 O 型腿。加强腹部和背部的肌肉。

 知识链接

在摧毁了达刹的仪式以后,残忍的战士杀红了眼。为了使他平静下来,湿婆神赐予他一个恩典,"你将成为天上的一颗星宿,名叫火星,又为战星。许多人将崇拜并供奉你"。直到今天,印度的许多人仍然保持着崇拜火星的传统。

(十二)战士三(Virabhadra-asana)(图 2-1-13)

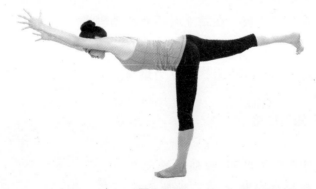

图 2-1-13

每边计数到 10 次或 20 次。

1.练习方法

（1）山式站立。

（2）分开双腿三到四脚半的距离。双臂水平侧举，掌心朝下。

（3）双手上举，掌心相合，手肘伸直。

（4）右脚外转 90 度，左脚内扣 45 度，身体转向右侧。弯曲右膝成直角，左腿像棍子一样有力地伸直。先做到战士一。

（5）把胸部放在大腿上，手臂向前伸出。

（6）抬起右腿离开地板，强壮你的左腿来保持平衡。这就是战士三。

（7）回到战士一。然后转动脚尖和身体的方向，做另一侧。

（8）回到战士一，还原成直立，收回双腿回到山式站立。

2.注意事项

身体形成一个精准的 T 字母。想象你的手像箭一样射向前方。

3.避免事项

不要弯曲四肢。在站立时不要移动脚步。

4.益处

提高平衡和专注力。建立力量与活力。

 知识链接

在很久很久以前，神仙和圣人们时常受到蛇魔侵扰之苦。腓惹巴以自己的力量保卫着他们。一次，蛇魔又吞噬了很多仙人。腓惹巴消灭了蛇魔，及时地从蛇魔的肚子里救出了

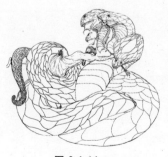

图 2-1-14

那些仙人。又一次,许多伟大的圣人受困于一场火灾,而腓惹巴用他的魔力使圣人们得以生还。第三次是一只法力强大的蛇魔吞噬了许多神仙和圣人。经过一场激烈的交战,腓惹巴再一次拯救了众生。为了表彰他非凡的勇气与高尚的品格,湿婆神赐予腓惹巴许多的恩典。

(十三)半月式(Ardha Chandra-asana)(图2-1-15)

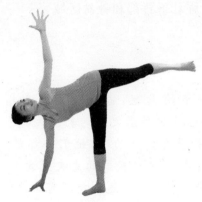

图 2-1-15

每边计数到 10 次或 20 次。

1.练习方法

(1)山式站立。

(2)分开双腿二到三脚的距离,站在一条线上。

(3)右脚外展,左脚稍稍内扣,向右侧做三角式。

(4)弯曲右膝,把右手放在右脚的斜前方。

(5)抬起左腿到水平位置,伸直右腿并保持平衡,眼睛看向左手的手指,这就是半月式。

(6)回到三角式,然后换到左侧做。

(7)回到三角式,然后收回到山式。

2.注意事项

打开胸部朝向天花板。

3.避免事项

不要移动支撑腿,不要让头部放松下垂,或向前伸出。

4.益处

矫正腿型。强壮下背部和骨盆区域。

 知识链接

　　Ardha 是一半的意思,而 Chandra 意指月亮。钱德拉
(Chandra)出生时,正值神魔之间的乳海大战[①]。当他长大成人
后,娶了二十七颗月亮星座为妻,她们全都是达刹的女儿。一
天,女儿们向父亲抱怨说:"我们的丈夫只爱一个姊妹——罗悉
尼,忽视了其他所有的妻子。"达刹怒不可抑,他诅咒钱德拉:"你
会日趋衰弱直到死去。"钱德拉的妻子们吓坏了,请求父亲收回
这个可怕的诅咒。但这个诅咒已经生效,无法收回了。达刹最
终同意稍加处理,于是他说:"钱德拉,从今往后,你会有十四天
的衰期,在接下来的十四天中你又会处于盛期。"这是关于月亮
有规律地月圆月缺的一个传说。

---

①阿修罗是三界众生中力量仅次于天神的重要族群,是恶魔和秩序的破坏者,也是天神最大
的敌人。阿修罗与神之间的分裂始于搅动乳海。一次,维持神毗湿奴建议神和恶魔一同
搅动乳海,乳海产自神奇母牛须罗毗的乳汁,搅动乳海会产生一种增加力量——长生不老
的甘露。于是他们把曼陀罗山做搅棒,龙王婆苏吉的身体做搅绳,毗湿奴自己化身为巨
龟,作为曼陀罗山的根基。搅动乳海维持了整整一百年,产生的甘露引起了神与恶魔之间
的大战,被称为乳海之战。

（十四）加强侧伸展（Parshva-uttana-asana）（图 2-1-16）

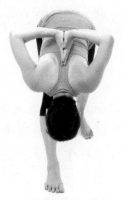

图 2-1-16

每边计数到 15 次或 20 次。

1.练习方法

（1）山式站立。

（2）弯曲双臂背在背后，双手合掌到祈祷手势。分开双腿二到三脚的距离，站在一条线上，脚趾朝前。

（3）右脚外展 90 度，左脚内扣 45 度。身体转向右侧，头后仰。

（4）身体前弯，头朝向右膝的方向。这就是加强侧伸展。

（5）还原成直立。回到第二个步骤，转向左侧再做同样的动作。

（6）还原成直立，回到第二个步骤，收回双腿到山式站立。

2.注意事项

收紧膝关节和大腿的肌肉。肩膀转向后，双手手掌反向紧密相合。

3.避免事项

不要用膝关节去找头，而要用头去找膝关节。

4.益处

纠正圆肩(即含胸驼背),灵活髋关节,扩展胸和肺部。

 知识链接

Parshva 意思是侧边,uttana 意思是加强拉动和牵引。二者合为加强侧伸展拉伸大腿的外侧和躯干。根据印度的传统礼仪,在欢迎一个人时会双手合掌到心,身体前弯。这就是 namaste,梵文是"我向你的光芒致敬"的意思。在加强侧伸展中,合十手印是结在背后的。瑜伽士在这里的 namaste 是向存在于他自己身体里的光芒鞠躬致意。这种光芒有着各种各样的名称:阿特曼、灵魂、精神内在或神。

(十五)三角前弯式(Prasarita Pada-uttana-asana)(图 2-1-17)

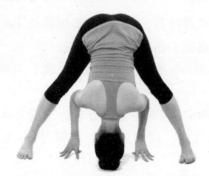

图 2-1-17

每边计数到 15 次或 20 次。

1.练习方法

(1)山式站立。

(2)双臂侧举。分开双腿三到四脚的距离,站在一条线上,脚趾朝前。

（3）把双手放在地板上，指尖或手掌撑地。看向前方。

（4）头顶放在地面，或至少向这个方向去伸展。这就是三角前弯式。然后直立起身，回到山式站立。

2.注意事项

头和双脚在一条直线上。

3.避免事项

不要弯曲膝盖，也不要让大脚趾转向外。

4.益处

缓解疲劳，促进足弓的生长，缓解小腿痉挛。

 知识链接

Prasarita 意思是扩展，Pada 是脚的意思，uttana 是强烈的、加强的。从前有一个强大而邪恶的国王名叫巴里。天神们想除掉这个巨大的威胁，于是向维持神毗湿奴圣主祈祷除掉巴里的力量。作为回应，毗湿奴化身为一个侏儒——摩那（Vamana，梵文就是侏儒的意思）。邪恶的国王巴里同时也以慷慨著称，所以摩那来到巴里面前乞求赏赐。"我的国王，"侏儒说，"请赐予我三步以内的土地吧。"国王笑着应允了。这时，侏儒立刻恢复了高大的形象，他迈出第一步，横跨了地球；第二步跨越了天堂；第三步再也没有地方可以放脚了，于是摩那就把脚踏在了巴里的头上，把他直踩进地里面去。三角前弯式倒过来，就是巴里被毗湿奴化身的摩那踩进地里的形象。

（十六）拜日式（Surya Namaskra）（图 2-1-18）

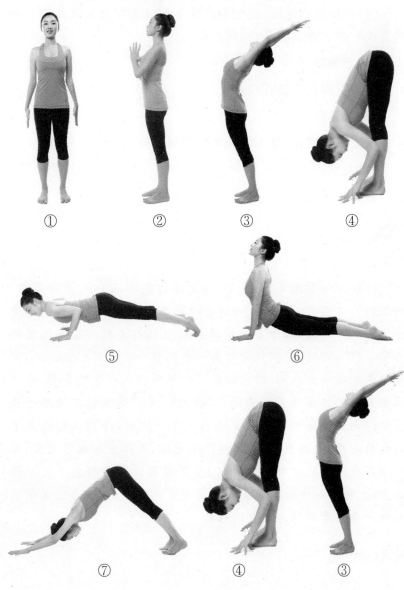

① ② ③ ④

⑤ ⑥

⑦ ④ ③

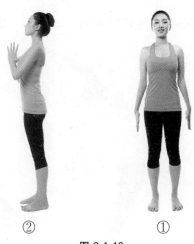

②   ①

图 2-1-18

相应分解练习见以下几式。

 知识链接

苏利亚——太阳神,他是光芒、热量和知识的源泉。他在天上驾驶着一辆由七匹闪光的骏马拉着的车驰骋。一次,神猴哈努曼在苏利亚的面前鞠躬致敬。"神主,"他祈祷道,"请接受我这个谦卑的学生吧。我想在知识和智慧方面有所成长。"太阳神同意了:"我可以接受你为弟子,但你不能乘坐我的马车。你必须走在我的马车之前学习经典。"哈努曼接受了这个挑战。他把书本在手上摊开,穿行在空中,并保证自己始终走在车子的前面。很快他就掌握了所有的经典,变成了一只睿智而博学的猴子。

瑜伽士们也向苏利亚太阳神朝拜并祈求知识与智慧。在祈祷时,他们做一系列鞠躬的动作,被称为拜日式或向太阳致敬。这些体式是快速进行的动作串,经常从一个体式跳到另一个体式。完整的动作序列会被多次重复。

（十七）站立双腿头到膝（Uttana-asana）（图 2-1-19）

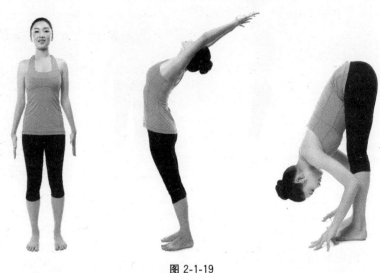

图 2-1-19

计数到 20 次或 100 次。

1.练习方法

（1）山式站立。

（2）身体前屈，手接触脚趾。膝盖向上提，并收紧双腿。

（3）更深地前屈，手放在脚趾前方或脚的两边。头尝试去接触膝盖。这就是站立双腿头到膝。

2.注意事项

让头部放松悬垂。

3.避免事项

膝关节不要弯曲。不要让颈部太过紧张。

4.益处

祛除疲劳，锻炼胃部、肝脏、肾脏和心脏的组织。促进注意力集中。

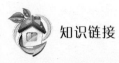

Ut 意味着强烈地,tana 则是伸展的意思。从前,有一棵巨大的橡树,它的旁边还生长着一丛竹子。每天橡树都对竹子夸口说:"我是方圆百里最高、最强壮、最坚硬的树了。"一天,风神听到了橡树的夸耀,傍晚的时候,他制造了一阵强风。坚硬的橡树身体很僵,无法随风弯曲和摇摆,所以它被连根拔起了。竹子纤细但相当柔软,风来时它谦卑地弯下了腰,低下了头,因而躲过了这场风祸。我们必须学习如何让自己如竹子一般柔软而坚韧,这样我们才能在生活的风暴中更好地保全自己。

(十八)四肢支撑式(Chartur-anga Danda-asana)(图 2-1-20)

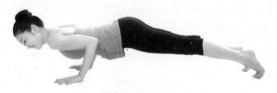

图 2-1-20

计数到 5 次或 10 次。

1.练习方法

(1)腹部放在地面,双手放在胸部的两侧。

(2)轻抬身体离开地面,就像俯卧撑那样。身体和地面保持平行。这就是四肢支撑式。

2.注意事项

身体像棍子一样直。

3.避免事项

避免臀部突出。

4.益处

加强手臂和肩膀的肌肉。

 知识链接

Chartur 的意思是四，anga 是肢体。Danda 是棒，同时也有俯卧的意思。为了表示尊敬，印度人经常放低四肢，甚至在地面充分地伸展四肢。在结束了一次学习之后，哈努曼来到他的上师——太阳神那里。"噢，上师，"他说，"请从你谦卑的学生那里接受一样礼物吧。"太阳神回答说："我很满意你的努力和勤奋，所以我不再期待任何礼物了。"但哈努曼坚持要送一样礼物给苏利亚。苏利亚只好同意了他的请求。"到凡间去吧，为我的儿子——猴王里婆服务吧。"于是哈努曼来到凡间，作为里婆的臣子，为他服务了多年。

（十九）下犬式（Adho Mukha Shvana-asna）（图 2-1-21，2-1-22）

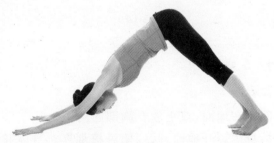

图 2-1-21

计数到 30 次或 60 次。

1.练习方法

（1）从站立双腿头到膝开始。把双手手掌放在地上。

（2）向后大步走或跳。双腿分开和自己的髋一样宽。把手指尽可能分开，食指或食指与中指之间指向正前方。

（3）向后伸展到 V 字形。伸展双腿和双臂，头向地面方向延伸。这就是下犬式。

2.注意事项

像狗一样伸展，背部要下沉。

3.避免事项

不要让你的背像猫一样圆，不要把脚趾转向外，也不要弯曲双膝和双肘。

4.益处

调节和拉伸腿部的肌肉，对跑步后的放松很有效果。消除疲劳。

 知识链接

Adho 意思是下，Mukha 的意思是脸，Shvana 的意思是狗。你见过狗怎样伸展吗？这个姿势就像狗伸展自己的前腿一样。狗伸展是为了使自己振奋，所以，像狗伸懒腰一样好好伸展吧。

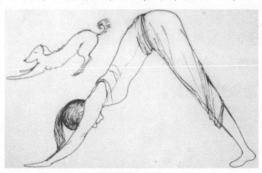

图 2-1-22

（二十）上犬式（Urdhva Mukha Shvana-asana）（图 2-1-23）

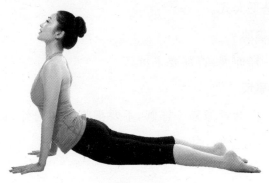

图 2-1-23

计数到 10 次或 20 次。

1.练习方法

（1）俯卧在地板上，双手放在胸部的两侧，指尖朝前。

（2）伸直双臂，让腿和身体离开地面。把胸部向前推，头向上伸展。这就是上犬式。

2.注意事项

尾骨内卷，肩膀向后打开。

3.避免事项

不要弯曲膝盖和双肘。

4.益处

使脊柱强壮而灵活。

 知识链接

Urdhva 的意思是向上，Mukha 是脸，Shvana 是狗。这个体式是在模仿狗伸展后腿的动作。在《摩诃婆罗多》中讲述了这样一个故事。在赢得了"俱卢之野"大战之后，般度五兄弟统治了王国 36 年。他们感到老之将至，于是把王国交给继承人，然后带着他们的妻子朵帕蒂向喜马拉雅山进发。在路上，一只饿得病歪歪的狗加入了他们朝圣的队伍。在前往喜马拉雅山途中，朵帕蒂因为力竭，第一个失败了。后来，四兄弟也先后倒下，只有最年长的哥哥在忠诚的狗的陪伴下到达了喜马拉雅山。因陀罗圣主乘着他的马车驾临了，并邀请这位长兄乘坐他的马车去天堂。看到忠诚的狗向他摇着尾巴，大哥于是先弯腰抱起狗放在车上，"这条脏狗不可以坐我的车。"因陀罗大声拒绝道。"它是我最忠诚的伙伴，"大哥说，"如果它去不了天堂，那我也不去了。"狗听到大哥的这番话非常高兴，于是现出真身——原来它是阎摩，主掌生死和正义之神。大哥通过了阎摩最终的考核，因陀罗带着大哥去向了天堂。

二、倒置体式

在《罗摩衍那》的故事中，罗摩派遣神猴哈努曼去寻找自己的妻子悉达。哈努曼翻山越海，最后回到大陆，他告诉罗摩说，悉达被楞伽国王罗波那掳走了。罗摩带领着由熊和猴子组成的庞大军队前去营救悉达。军队很快到达了海岸边。这时，罗摩犯难了，怎么才能穿越海洋而到达楞伽国呢？为了取悦海神伐楼那，罗摩开始在海岸边斋戒。三天过去了，伐楼那仍然没有现身。伐楼那的骄傲激怒了罗摩，他于是下令向水中射箭。伐楼那慌忙现身，并双手合十向罗摩鞠躬致意，"我会指引你的军队在合适的地方搭建一座桥梁，我还会托着你的军队扔到水里的大石和木材，以使你的桥梁更加稳固。"说完，伐楼那隐进深水里。

熊和猴子们立刻开始工作.他们把巨大的鹅卵石和连根拔起的大树投入海中，并用泥和碎木屑把路的表面铺得很光滑。很快，海里就出现了一座桥。罗摩的军队迅速穿越了大海，打败了邪恶的楞伽国国王罗波那，赢得了这场战争。

后来的人们以桥式纪念这个故事,支撑身体的双手是伐楼那在水下对桥体的支持,拱形的身体是罗摩大军搭建的桥体。

（一）头倒立(Shirsha-asana)（图 2-2-1,2-2-2）

练习时间 1～3 分钟。

1.练习方法

（1）跪在垫子上。把前臂放在地面,十指相锁,手掌形成一个杯子的形状。

（2）把头顶放在地面,后脑勺抵住呈杯形的双手。

（3）双膝离开地面,两脚慢慢向头的方向移动。

（4）双脚抬离地面,双腿先弯曲。

（5）伸直两腿,身体像一根棍子一样垂直于地面。伸展所有的脚趾。这就是头倒立式。

（6）慢慢落下双脚踩地,头部仍然放在地面,像婴儿式那样保持 10～15 秒。

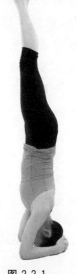

图 2-2-1

2.注意事项

在学习这个体式时先以靠墙的方式去进行,但不要把整个身体靠在墙上,只用脚后跟接触墙面。在脱离保护前要先学会处理向前倒的情况。如果重心朝前,就松开双手,低头,以前滚翻的方式处理。在保持倒立时要始终把肩向上提,并把胸部展开。

3.避免事项

不要让双肘间的开度宽过自己的肩膀。倒立时不要低头或仰头。腿不能向后,也不能向前,要完全保持垂直。

4.益处

增加脑部的血液循环。促进注意力集中,提高记忆力和意志力。促进生长发育。消除疲劳,提升活力。强壮整个身体,提高免疫力。

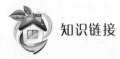

知识链接

Shirsha 意为头部。这是一个用头来支撑身体的动作。罗波那的母亲是湿婆神虔诚的供奉者。一天,有人偷了她用来朝拜的林迦①。看到母亲非常的沮丧,罗波那安慰她说:"我会从湿婆神那里带一个林迦回来给你的。"罗波那于是出发来到喜马拉雅——湿婆的住地。在那里,他点燃了五个火堆,然后在火堆的中心做头倒立,灼灼燃烧的火光映照着他,就这样做了整整一万年。湿婆被感动了,亲自显现在他面前,并许以他三个恩典。罗波那说:"第一,赐我不朽之身;第二,让你的妻子雪山神女帕尔瓦蒂做我的新娘;第三,给我一个林迦。"湿婆大为恼火,但他无法收回自己的话,只好实现了罗波那的愿望。

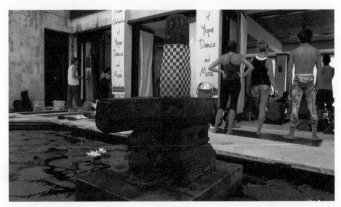

图 2-2-2

罗波那高兴地回去了。在回去的路上,他遇到了顽皮的圣人纳拉达。"你怎么能不朽呢?"纳拉达嘲笑他说,"那是不可能

---

①林迦,是湿婆的男性象征。梵文原意为特征、标志,往往特指生殖力的象征,并具体化为男性形象。敬奉湿婆最重要的形式就是林迦崇拜。林迦在印度教区十分常见,外观是一个黑色圆柱形石头,表面绘有湿婆标志的三条横线,摆放在象征女性的约尼石座上。

的。"罗波那中计了,他返回湿婆的住所,打断了湿婆的冥想。生气的湿婆迅即收回了那个不朽的礼物。沮丧的罗波那继续往回走,众神又设了一计。他们让帕尔瓦蒂变成一个丑老太婆,罗波那一看,立即拒绝了自己的第二个礼物。带着他宝贵的林迦,罗波那继续回家的旅程。他觉得累了,就把林迦放在地上,林迦瞬间隐没在土里——骄傲的国王罗波那失去了所有的恩典,尽管那是他自己的努力换来的。

所以,当我们在做头倒立的时候,要把这个体式和湿婆神以及林迦的形象关联起来。

(二)肩倒立(Sarvanga-asana)(图 2-2-3,2-2-4)

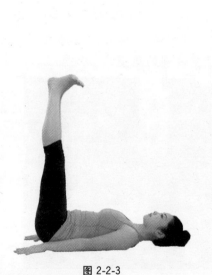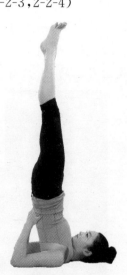

图 2-2-3　　　　　　　　　　图 2-2-4

练习时间 1～3 分钟。

1.练习方法

(1)仰卧在垫子上。

(2)朝胸的方向弯曲双膝。臀部抬离地面,用双手支撑着自己的背部。

（3）伸直双腿，并保持其与地面垂直。只有后脑勺、颈部、肩膀和双臂可以放在地面。

（4）并拢双腿，尽量收紧它们。伸展所有的脚趾，这就是肩倒立式。

（5）最后，弯曲双膝，轻轻地回到地面。

2.注意事项

内卷尾骨，把手推在尽量靠上背的地方，以保证胸的舒展和脊柱向上。

3.避免事项

双肘不要宽过肩膀。头部不要倾斜，不要让双腿朝前。

4.益处

促进生长和健康。帮助缓解头痛、感冒、咳嗽和便秘。唤醒身体，缓和神经系统的紧张，增进组织、腺体和神经的功能与活性。

 知识链接

Sarva 的意思是所有的，anga 的意思则是部分。肩倒立的形状就像一个非常流行的印度乐器——冬不拉。冬不拉是有着非常甜美声音的弦乐，它是纳拉达圣人最喜欢的乐器，而这位圣人也是主要的音乐之神。冬不拉通常是在吟咏、唱诵当中使用的乐器，而肩倒立也一样在身体中建立起旋律感。这个体式使人的意识和情绪趋于平静，给身体和头脑带来和谐。

(三)犁式(Hala-asana)(图 2-2-5,图 2-2-6)

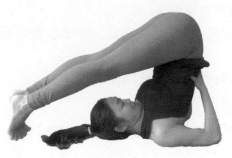

图 2-2-5

练习时间 1～2 分钟。

1.练习方法

(1)先来到肩倒立式。

(2)把双腿向后,放到头的后方。把手放回地面,并保持双腿像棍子一样直。这就是犁式。

(3)弯曲双膝,放松双膝直到它们从耳朵的两侧跪在地板上。双手抱住小腿,伸展脚趾。这就是双膝抱耳式。

2.注意事项

保持双腿和背部像棍子一样伸直与硬挺。

3.避免事项

不要失去重心,滚向一侧。

4.益处

保持脊柱的柔软与健康。帮助缓解消化方面的问题。放松大脑,保持平和与宁静。

 知识链接

Hala 的意思是犁。很久很久以前,有一个叫加纳卡的国

王,他拥有王者所能期待的一切,但即便像他那么尊贵的人也有
缺憾——他没有孩子。为了寻子,加纳卡决心举行一场盛大的
祭典。他开始挖土,准备祭坛。挖着挖着,土里出现一个闪闪发
光的金箱子。打开这个金箱子,加纳卡发现一个漂亮的女婴。
于是他把孩子带回家,取名为悉达,就是犁地的意思。为了庆祝
这个大地孕育的孩子,加纳卡在自己王宫的栅栏外竖立了一个
犁的标志。从此以后,他被称作犁栅国王。

　　在这个体式中,你会把体重推向被夹在双膝之间的耳朵的
方向。

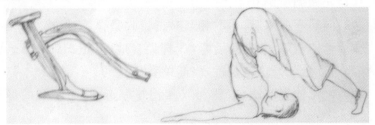

图 2-2-6

(四)桥式(Setu Bandha Sarvanga-asana)(图 2-2-7,图 2-2-8)

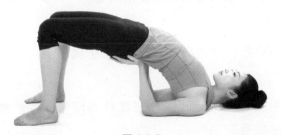

图 2-2-7

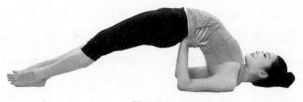

图 2-2-8

练习时间 1~2 分钟。

1.练习方法

（1）先做到肩倒立。

（2）向后弯曲双膝，手肘相互靠近。收紧臀部，保持背弓。

（3）弯曲双膝，并继续后弯，让脚尖着地，再把脚跟放下。保持臀部向上抬起。这就是桥式（简单姿势）。

（4）慢慢伸直双腿，双腿和双膝相互靠近，这是桥式的最终体式。

（5）回到肩倒立，慢慢放平背部回到地面。

2.注意事项

让手掌和手腕按肩倒立的要求去做。

3.避免事项

不要让肩膀离开地面，不要让桥的中段塌陷。

4.益处

强壮手腕，增益肾脏，让脊柱强壮和健康。提高呼吸机能，消除身心的疲劳。

　知识链接

这个体式是肩倒立的一个变化体式。Setu 的意思是桥，Bandha 是构造和形状的意思。Setu Bandha 是前面提到的《罗摩衍那》当中,罗摩派猴子和熊去建立的那座桥的名字。这座桥从印度东南部海岸跨越大海,一直延伸到楞伽城。今天,这座桥所留下的只是海边岩石的残迹。在地图上,它被称作亚当之桥。

(五)手倒立式(Adho Mukha Vriksha-asana)(图 2-2-9)

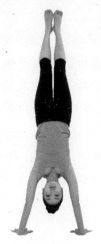

图 2-2-9

练习时间 1～2 分钟。

1.练习方法

(1)山式站立。

(2)把手掌放在地上,手指尽量张开,并指向前方,伸直双臂。

(3)向上摆动双腿,以手支撑并保持平衡,脚趾要张开。这就是手倒立。

2.注意事项

身体斜靠墙,手指尖离墙 4 毫米左右。保持身体的伸展。

3.避免事项

不要弯曲双肘。

4.益处

强壮手腕，手臂和肩膀。保持意识的警觉。

 知识链接

Adho 意思是向下，Mukha 是脸，Vriksha 是树。这个体式就像是一棵倒过来生长的树。从这个体式中我们会获得一些什么样的灵感呢？你也许想到是棵特别的菩提树？菩提树在印度是很常见的树种，它的枝条向下而不是向上生长。这些枝条的末端会向土里生长，最终变成树根。最后，一棵树会自己长成一片林。菩提树是神圣的树。在印度，许多树或植物都会被认为是神圣的。一个圣人曾经说过，"哪怕你只是种一棵树，也会进入天堂的"。

三、交叉腿的体式

曾经有一位睿智的国王叫摩奴。一天，当他在河里圣浴的时候，一条小鱼游到他的掌心寻求庇护。"救救我，"它说，"有一天我会帮到你的。"摩奴很吃惊，他把鱼放进一个盛满水的小罐子里。一夜的时间，小鱼就长到了罐子那么大，摩奴只好把它又放到井里。只用了很短的时间，鱼又长到了井那么大。摩奴太吃惊了，他赶紧把鱼从井里搬到一个大湖中。而鱼又迅即长到湖的大小。摩奴只好把它放进了恒河。那鱼继续生长着，摩奴这才意识到，那鱼一定不是别人，就是圣主毗湿奴本人。带着满腔虔敬，他把鱼放进大海。由于非常满意摩奴的敬奉，鱼现身为毗湿奴，他警告摩奴会有一场洪水入侵，洪水会毁灭整个地球。所以摩奴应该赶紧造一艘船，在船上搭载蛋、植物的幼苗、昆虫、鸟类、动物和其他的生灵。摩奴接受了这个天启。

果然,洪水来了,淹没了整个地球。毗湿奴化身为一条头上长着独角的大鱼,为摩奴的船领航。以蛇王婆苏吉的身体为缆绳,摩奴把自己的船绑在大鱼的独角上,使这条神鱼能确保船的安全行驶。最终,摩奴和船上所有的生灵一起,在浩劫中生存了下来。等到洪水退却,摩奴成了新世界中的第一个人类。

鱼式就是为了纪念这个类似于《圣经》当中诺亚方舟的故事而产生的。

（一）全莲花式（Padma-asana）（图 2-3-1）

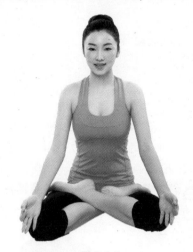

图 2-3-1

每边计数到 30 次或 60 次。

1.练习方法

（1）手杖式坐在地面。

（2）弯曲右膝。抓住右侧脚踝和右脚,把它们放在左大腿的根部。

（3）然后弯曲左膝,抓住左脚脚踝,把左脚放在右大腿上。

（4）把手背放在膝盖上，双手结成知识印^①，即大拇指与食指的指尖结成一个环。保持脊柱的直立。

（5）然后回到手杖式。然后交换腿的位置再来一次。这就是全莲花。

2.注意事项

每次打坐之后，要按摩两膝和两踝。

3.避免事项

一旦两膝和两腿开始感到难受，最好立即解除这个姿势。

4.益处

缓解肌肉紧张，降低血压。

 知识链接

Padma 的意思是莲花。莲花是纯洁的象征。莲花的种子萌芽于黑暗而泥泞的塘底，而它的茎却朝向太阳的方向生长。出淤泥而不染，在池塘面上，莲花恬静地绽放着——我们应该像莲花一样保持纯洁的品质，让我们的精神像莲花一样不受泥泞的染着。

（二）全莲花鱼式（Matsya-asana）（图 2-3-2，图 2-3-3）

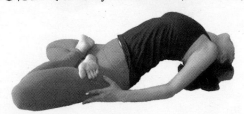

图 2-3-2

---

①Mudra 被称为手印或契合法。练习者会用手指结成各种形状来暗喻特殊的精神意义以及引导能量。知识手印是大拇指与食指结成一个环。食指是我们在指责他人时最常使用的一个手指，所以屈回食指是为了降低自我。所结成的圆环代表万事万物都存在于同一世界，你我之间是平等而无分别的。大拇指代表空元素，食代表风元素，这两个元素最与精神层面相关，这两根手指的结合使我们把心和脑连接在一处，手指尖则代表我的知识只有一点点，也是谦逊而臣服之意。

每边练习时间1~2分钟。

1.练习方法

（1）全莲花盘坐。

（2）仰卧下来，双手伸展过顶。延伸脊柱，这就是全莲花鱼的初级体式。

（3）用食指和中指抓住大脚趾，胸部向上抬起，头顶放在地面。这就是全莲花鱼的高级体式。如果无法盘成全莲花，也可以伸直双腿，双手垫在臀部下方，手肘抵住地面，胸部向上抬起，头顶放在地面。

（4）然后交换盘起的双腿，再做一次。

2.注意事项

想象自己就是一条鱼。叠起的双腿是鱼尾，而手肘就是鱼鳍。记住大腿和双膝一定要放在地面。

3.避免事项

交盘的双腿不要松开。注意不要让后颈过度受压。

4.益处

让身心恢复活力。保持腹部器官的健康。

 知识链接

Matsya的意思是鱼。一次，当造物主布茹阿玛在背诵《吠陀经》时，狡猾的恶魔悄悄溜进来偷走了经书。恶魔把海的深处分成两半，把经书藏在那里。为了夺回经书，毗湿奴化身为鱼，打败了恶魔并找回神圣的经书。当然，这条神鱼还从洪水中拯救了摩奴。

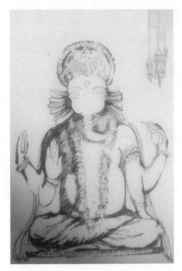

图 2-3-3

四、前弯体式

乳海大战：

天神们在和阿修罗①的交战中屡次失利，于是他们前去寻求毗湿奴的援助。"和阿修罗和解吧，"毗湿奴建议道，"你们可以借助阿修罗的力量，一起搅动乳海，去获取不朽的甘露。只要饮下这甘露，就会获得无敌的力量。"天神们于是听从了毗湿奴的建议。雄伟的曼陀罗山被连根拔起，作为搅棒；龙王婆苏吉自愿作为搅绳。阿修罗们拖住婆苏吉的头，而天神们就拉住尾巴。让人意想不到的是，曼陀罗山开始下沉，因为它没有任何根基。毗湿奴发现了危险即将发生，于是化身为一头巨龟，潜入深海用自己的背托起了高山。

---

①阿修罗是三界众生中力量仅次于天神的重要族群，是天神最大的敌人，恶魔和秩序的破坏者。他们是爱好战斗、生性多疑、性格暴躁的魔神，掌握法术之力"摩耶"（幻想），是桀骜不驯的黑夜神明。

搅动一直奋力地持续着,产生的摩擦和热力造成了巨大的破坏性。动物和飞鸟都从自己的森林家园中逃走,因为搅动引发的大火毁灭了高山。婆苏吉不堪搅动,不断张开大嘴咆哮,喷出毒焰和火气。天神和阿修罗都觉得自己才力枯竭,于是向毗湿奴祈祷,赐予他们继续的力量。伴随着祈祷,他们继续奋力搅动乳海,这样整整持续了一百年。最后,乳海中生出许多美妙的礼物。如意神牛须罗毗、许愿树、神奇的贝壳和三界宝石——贝壳成为毗湿奴的法螺,而宝石成为毗湿奴胸口的装饰——还有许多的宝物。随后,从清奶油中走出了美丽圣洁,身着白衣,象征财富和幸运的吉祥天女。她拿着花环,打量了一下天神和阿修罗后,把花环挂在毗湿奴身上,选择他作为自己的丈夫。

　　忽然,一团毒瘴升起,遮蔽了所有的宝物。湿婆神吞下毒气,把它扼制在自己的喉咙,毒气把湿婆神的脖颈都烧成了蓝色。这时正好苏摩——银色的月神从海面升起,湿婆神为了减轻烧灼之苦,伸手拿起了月亮,此后,月亮便装饰在他的前额上。因陀罗圣主的白马和四牙神象也是从乳海的搅动中诞生。最后,医神檀文陀梨出现了,他用一个钵子盛着浮出海面的不朽甘露。一个阿修罗立刻上前抢过甘露,正当他忙着啜饮甘露时,毗湿奴唤来自己的神轮妙见。神轮把这个阿修罗劈成两半,把甘露夺了回来并还给天神。天神们于是饮下甘露,成为不朽。最后他们打败了阿修罗,统领了宇宙。

(一)手杖式(Danda-asana)(图2-4-1)

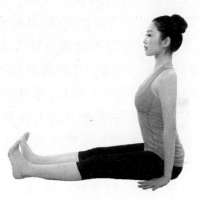

图 2-4-1

计数到 20 次或 40 次。

1.练习方法

(1)坐在地板上。向前伸出双腿。大腿、膝盖和脚趾都要并拢。

(2)双手在臀部的两侧撑地,指尖要朝前。展开胸部,肩膀转向后。这就是手杖式。

2.注意事项

让背部像棍子一样挺直。收紧双膝,伸展腿的后侧。脚底要舒展。

3.避免事项

不要上提肩膀。

4.益处

养成正确的坐立姿势的习惯。

知识链接

　　Danda 是棍子或棒子的意思。脊柱是人体的中轴。古籍上说宇宙的中轴是闪亮的金山。在这座山的山坡上,满是色彩斑斓的鸟儿,充满魔力的植物,许愿树和珍贵的宝石。这座山是许多天神和天界生物的住所。金山是宇宙的中轴,而认识自己的脊柱就是认识了宇宙的中心。

　　(二)单腿背部伸展(Janu Shirsha-asana)(图 2-4-2,2-4-3)

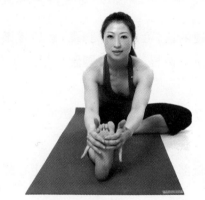

图 2-4-2

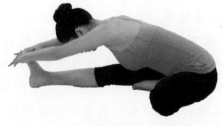

图 2-4-3

每边计数到 20 次或 40 次。

1.练习方法

（1）手杖式坐立。

（2）弯曲右腿，右脚跟靠近臀部。双手举过头顶。

（3）前弯，双手抓住左脚。拉长整个躯干，放松前额和下巴，向腿的方向靠近。这就是单腿背部伸展。

（4）然后起身，伸直右腿，弯曲左腿，换方向再做一遍。最后回到手杖式。

2.注意事项

如果身体僵硬的话，可以握住脚踝，然后逐渐向脚掌方向移动。让伸直的那条腿像棍子一样，脚趾要指向前方。

3.避免事项

不要一个肩高，一个肩低，身体要摆正，脊柱才能均衡伸展。

4.益处

伸展并强壮腿部的肌肉，加强肝和肾，让心脏得到休整。

 知识链接

Janu 的意思是膝盖，而 Shirsha 的意思是头。在这个体式中，你会把自己的头带向膝盖。在印度乡间，妇女们会以相似的姿势坐在地上磨谷子，磨盘放在弯曲的那条腿前面，而伸直的腿则是为了保持重心。当她们在一个姿势上感到累了，就会换另一侧去做。在劳动的同时，她们的身体也得到和谐发展。在这个动作中，她们既得到晚餐，同时也收获了健康。许多体育活动其实都是生产劳动的升华。

（三）半莲花单腿背部伸展（Ardha Baddha Padma Paschima-uttana-asana）（图 2-4-4）

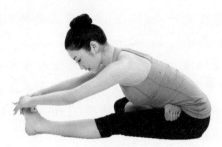

图 2-4-4

每边计数到 20 次或 40 次。

1.练习方法

（1）手杖式坐立。

（2）弯曲右腿，盘成半莲花。左腿伸直，脚趾指向前方。双臂高举过头顶。

（3）前弯，双手抓住左脚。前额放在膝盖上或向这个方向靠近。这就是半莲花单腿背部伸展。

（4）坐起来，伸直右腿，弯曲左膝，反方向做同样的姿势。最后回到手杖式。

2.注意事项

身体的两侧均衡伸展。

3.避免事项

膝盖不要抬离地面。

4.益处

使膝关节更加强壮和柔韧，使背部更加柔韧灵活。强化腹部的器官。

知识链接

Ardha 的意思是一半,Baddha 的意思是抑制、控制,Padma 的意思是莲花。Padma Paschima-uttana-asana 的意思是前屈背部伸展。莲花是纯洁无瑕的,印度的男女众神都以莲花的姿势盘坐,他们还时常手持莲花,或弯曲一条腿呈半莲花坐姿。

(四)半英雄坐姿前屈背部伸展(Tri-anga Mukha-ek-pada Paschima-uttana-asana)(图 2-4-5)

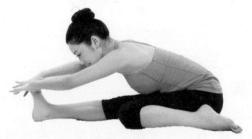

图 2-4-5

每边计数到 20 次或 40 次。

1.练习方法

(1)手杖式坐立。

(2)弯曲左膝向外(像英雄式那样),脚掌朝向天花板,脚趾尖朝后。左腿像棍子一样伸直,脚趾指向前方。双手高举过头顶。

(3)拉长整个身体,前屈伸展,抓住自己的左腿。头靠向膝盖的方向。这就是半英雄坐姿前屈背部伸展。

(4)从体式中带回。伸直左腿,弯曲右膝,反方向再做一遍。

2.注意事项

双肩与地面平行。

3.避免事项

不要把身体向一侧倾斜。

4.益处

为腿部塑型。使髋关节和脊柱更为灵活。刺激到腹部的肌肉和器官。

 知识链接

Tri 的意思是三,anga 的意思是四肢。Mukha 是脸,ek 是一,而 pada 是腿。Paschima-uttana-asana 的意思是加强背部伸展。在这个体式中,四肢中缺少了一条,当面朝下时,只用双臂和一只腿去伸展。

（五）玛里奇一（Marichi-asana）（图 2-4-6）

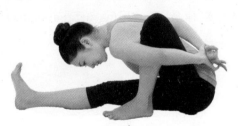

图 2-4-6

每边计数到 20 次或 40 次。

1.练习方法

(1)手杖式坐立。

(2)弯曲右膝,脚跟靠近臀部,膝盖朝上。伸出手臂朝上。

(3)右臂圈住弯曲的右腿,左臂背在背后,双手在背后相握。

(4)身体前屈,头向腿的方向伸展。这就是玛里奇一。

(5)从体式中带回。伸直右腿,向上弯曲左腿,换另一边做。

2.注意事项

腋窝尽可能靠近弯曲那一侧的小腿。

3.避免事项

不要用膝来靠头,要用头来靠膝。

4.益处

促进消化,缩减腰围。

 知识链接

造物主布茹阿玛在创造宇宙之初需要一些帮助。他以自己的思想之力造出十个圣人。玛里奇就是这些伟大的圣人中的一个。这位圣人共造出十三种创造物:马、奶牛、绵羊、大麦、雨季等等。玛里奇式就是为了纪念他的贡献而产生的。

(六)双腿背部伸展(Paschima-uttana-asana)(图2-4-7)

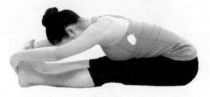

图 2-4-7

计数到 30 次或 60 次。

1.练习方法

(1)山式坐立,双手高举过头顶,躯干充分拉长。

(2)前屈伸展,抓住双脚。头向膝的方向伸展。这就是双腿背部伸展。

2.注意事项

伸展背部,大脚趾并拢,脚底伸展。

3.避免事项

不要屈膝弓背。

4.益处

激活腹部的器官。放松心脏,缓解大脑疲劳。

 知识链接

　　Paschima 意思是西方,uttana 意思是加强伸展。印度圣哲们对人体的方位有着特殊的贡献。头顶被认为是北方,身体的前侧,从前额到大脚趾被认为是东方,脚底是南方,而背部则代表西方。所以,双腿背部伸展又名"西方伸展"或"能量从西方升起"。在印度,主神的方位具有重要意义。祭司、瑜伽士们在进行重要活动之前一定要确定方位。古籍中用八对大象来标注八个方位。

　　(七)束角式(Baddha Kona-asana)(图 2-4-8,2-4-9,2-4-10)

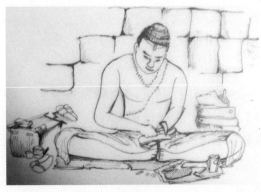

图 2-4-8

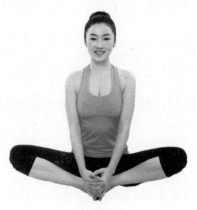

图 2-4-9

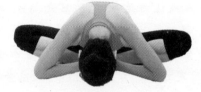

图 2-4-10

计数到 30 次或 60 次。

1.练习方式

（1）手杖式坐立。

（2）双膝弯曲，向外打开。两个脚掌并拢。胸部打开，肩膀转向后方。向上坐直。这就是束角式。

（3）继续将身体前屈，头或下巴向地面方向伸展，这是束角式二。

2.注意事项

脚后跟要靠近会阴。

3.避免事项

不要让膝盖离开地面。

4.益处

保持膝关节和髋关节的健康。促进下背和腹部器官的健康，对膀胱也有益处。

 知识链接

Bandha 的意思是抑制、约束，Kona 意思是角。全印度的鞋匠在缝补鞋子时都用这个姿势。在 15 世纪，北印度有一个聪明的鞋匠，他以自己的智慧闻名于世。一天，一位伟大的国王前来恳求他赐福。他立即给了国王一碗水，里面浸泡着树叶。国王对此感到很恶心。他假装喝水，却把水倒在衣衫的前襟上。宫廷中的洗衣女工发现了国王的欺骗行为，于是她拿走国王的衣衫，挤出几滴水，并饮下了它们。于是这个洗衣工从圣人的赐福中获得了智慧。

（八）坐角式 Upavista Kona-asana（图 2-4-11，2-4-12）

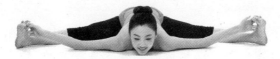

图 2-4-11

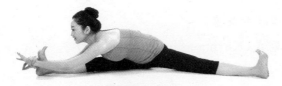

图 2-4-12

每边计数到 20 次或 40 次。

1.练习方法

（1）手杖式坐立。

（2）依次向两侧分开双腿，收紧大腿的肌肉，勾脚尖向上，向上坐直。

（3）食指和中指抓住大脚趾，然后身体前屈。前额或下巴向地面方向伸展，这就是坐角式。

（4）腰部转向左侧，双手抓住左脚，头向左膝方向伸展。

（5）腰部向右旋转，双手抓住右脚。头向右膝方向伸展，这就是坐角式二。

2.注意事项

尽自己的能力去分开双腿。

3.避免事项

弯曲膝盖。

4.益处

促进骨盆的血液循环，建立腿部的柔韧。

 知识链接

Upavista 是坐的意思，kona 是角。现代生活限制了我们的身体动作。我们整天以相似的姿势坐在餐桌边、轿车、巴士、学校或电影院里——当我们练习瑜伽做坐角式这个姿势的时候，我们扩大了自己行动的范围，使我们的关节、肌肉、组织和神经变得更加强壮和健康。

（九）龟式（Kurma-asana）（图 2-4-13）

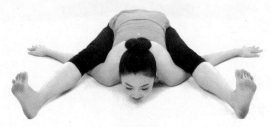

图 2-4-13

计数到 20 次或 40 次。

1.练习方法

（1）手杖式坐立。

（2）双膝向上弯曲，并向两侧适当地分开双腿。

（3）向腿下插入双臂，手臂向两侧分开。

（4）伸直双腿，注意不要过分分开，头部向地面方向伸展，这就是龟式。

2.注意事项

把膝盖放在肩膀上。

3.避免事项

如果无法把身体放在地板上就不要勉强。

4.益处

加强背柱，活跃腹部器官。

 知识链接

Kurma 是乌龟的意思。在乳海大战中，由于曼陀罗山没有根基，在搅动中不断下沉，所以毗湿奴化身为一只巨龟，把海分成了两半，用自己的背托起了曼陀罗山。这只巨龟太过强壮，以至于把山托得太高了。为了把事情做好，毗湿奴又化身为鹰，蹲踞在曼陀罗山的顶部，把山推回原位。这样，搅动乳海的工作才得以继续下去。Supta 是睡眠的意思，在龟式中，你会拉开双腿，就像一只睡眠中的乌龟。

五、扭转体式

在很久以前，那时，就连地球都还很年轻。有一位智者名叫巴拉瓦伽。他求知若渴，整日研习《吠陀经》。但是，很快他就认识到,经书中的知识博大精深,他就是用尽一生也无法完全掌握这部伟大的经典。于是,巴拉瓦伽决心向因陀罗圣主祈祷,让自己的生命再长一点。在森林深处,他苦修了许多年。"主啊,"他乞求道,"请赐我上万年的生命,以至于我可以研习《吠陀经》吧。"因陀罗圣主准允了他这个愿望。于是他集中精力学习,上万年过去了,对于《吠陀经》的研习仍然没有结束。这时,巴拉瓦伽意识到这长长的一生又快到尽头了,他决心再次向因陀罗祈祷,让生命再延长数千年,以完成自己的任务。在他祈祷之前,因陀罗就显现了,他带巴拉瓦伽来到三座大山前。因陀罗抓起三把沙子给巴拉瓦伽说:"你所学的总量不过就等于这三把沙子,而《吠陀经》却相当于这三座大山啊。"巴拉瓦伽没有失去勇气,他接受了挑战,无畏地继续自己的研习。

(一)巴拉瓦伽一(Bharadvaja-asana 1)(图 2-5-1)

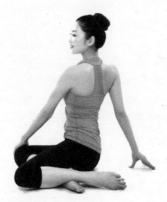

图 2-5-1

每边计数到 20 次或 30 次。

1.练习方法

(1)手杖式坐立。

(2)双腿向后弯曲,放在右侧臀部旁,右脚的脚踝放在左脚的足弓处。

（3）右手抓住左膝。

（4）左手背在背后，抓住自己的右臂。转头看向左肩，这就是巴拉瓦伽一。

（5）然后伸直双腿，交换腿的方向，换另一边做。最后回到手杖式。

2.注意事项

转动头、肩、手腕和手肘。

3.避免事项

在转动时膝盖离开地面。

4.益处

减轻背痛和颈部的僵硬。

 知识链接

巴拉瓦伽是一个伟大的圣哲——具有非凡智慧的圣人才被称为圣哲。圣哲通常是隐居的，他们弃绝尘世生活，离开自己的家人，把一生奉献给学生。隐居地往往选在深山老林中。圣哲们的秉性各异，有人是诗人或哲学家，有人是治疗师，还有人是苦行僧。有些圣哲很容易发怒，即便是上帝本人也害怕激怒他们，因为这些圣人往往具有非凡的魔力。巴拉瓦伽的隐居地在阿拉哈巴德，那里是神圣的恒河与雅沐娜河①的交汇处。在那里，他与学生们倡导严谨的生活，并终生致力于学习和宗教实践。

---

①恒河与雅沐娜河都是印度的圣河。恒河与湿婆神有关，而雅沐娜则是克里希那的故乡。恒河源于喜马拉雅山，向东流经文迪亚地区，在阿拉哈巴德与雅沐娜河汇合，继续向东流几千公里，直达孟加拉湾。

(二)巴拉瓦伽二(Bharadvaja-asana 2)(图 2-5-2)

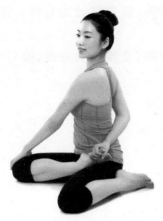

图 2-5-2

每边计数到 20 次或 30 次。

1.练习方法

(1)手杖式坐立。

(2)弯曲左腿,像半莲花那样。

(3)弯曲右腿,像英雄坐姿那样。

(4)左手从背后抓住自己的左脚。

(5)右手抓住左膝,看向左肩,这就是巴拉瓦伽二。

(6)伸直双腿,换方向做。

2.注意事项

转动肩膀向后,尽可能向后向远看。

3.避免事项

如果无法抓住自己的脚也不要沮丧,可以把手背在背后。

4.益处

增加脊柱的灵活性,滋养脊柱神经。减除腰腹部、臀部及腿部多余的赘肉。

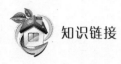 知识链接

在《罗摩衍那》的故事中,罗摩被流放之后,罗摩的妻子悉达和他的兄弟罗什曼那向巴拉瓦伽圣哲寻求庇护。巴拉瓦伽热情地接待了他们。在离开之前,巴拉瓦伽建议他们可以在森林中度过那些日子。十四年后,罗摩和随从们从流放地返回家园阿约提亚,他们击败了楞伽城的国王罗波那。为了迎接罗摩的归来,巴拉瓦伽下了一道魔咒,他让阿拉哈巴德和阿约提亚之间所有的树都开出花朵。这就是巴拉瓦伽的法力!

(三)半鱼王式——(Ardha Matsyendra-asana 1)(图 2-5-3)

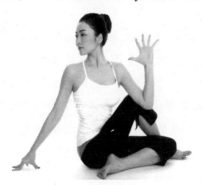

图 2-5-3

每边计数到 20 次或 30 次。

1.练习方法

(1)手杖式坐立。

(2)向里弯曲右腿,注意双侧坐骨都要放在地面。

(3)向上弯曲左腿,左脚交叉到右腿的外侧。

(4)右肩放在左腿外侧,肩膀抵住大腿,左手放在尾骨后方,支撑身体直立在中轴线上。

(5)身体向左侧扭转,这就是半鱼王式一。

(6)回到手杖式,换反方向做。

2.注意事项

在转动时注意把腹部向上提。

3.避免事项

手臂和大腿之间的空隙要尽量减小。

4.益处

防止和治愈背痛。促进肝脏排毒以及脾脏和胰腺的新陈代谢。

 知识链接

　　Matsyendra是一个伟大的瑜伽士。他的名字就是鱼王的意思。一次湿婆神和他的妻子雪山神女坐在海边,湿婆正向他的妻子讲解瑜伽中的神秘哲学,突然,他发现他的讲解显然太艰深了,以至于他的妻子完全睡着了。而一条聪明的小鱼尖着耳朵聆听到了湿婆所说的每一个字。湿婆注意到这一点,于是把小鱼变成了一个瑜伽士,取名Matsyendra。Ardha的意思是一半。所以半鱼王式一是对一个艰难的体式的简化版本。

　　(四)半鱼王式二(Ardha Matsyendra-asana 2)(图2-5-4)

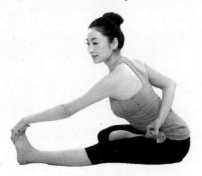

图2-5-4

每边计数到 20 次或 30 次。

1.练习方法

(1)手杖式坐立。

(2)弯曲右腿盘成半莲花。

(3)向左扭转腰部,右手抓住左脚。

(4)左手背到背后,抓住右侧的脚踝,眼睛看向左肩,这就是半鱼王式二。

(5)伸直双腿,交换方向再做一次。

2.注意事项

从腹部去扭转。

3.避免事项

不要屏息。

4.益处

让脊柱变得强壮而灵活。纠正含胸驼背,增益腹部器官。

 知识链接

Matsyendra 生活在公元 10 世纪末,他以强大的魔力著称。他和其追随者被称为达神瑜伽士(Natha)。达神瑜伽士都是法师。民间传说认为他们可以求雨,而且还可以任意变形,可以在空中飞行,还能驾驭野生动物。达神瑜伽士还可以活上几百岁。一些人认为,在荒僻的喜马拉雅山区洞穴里仍然有达神瑜伽士存在。Ardha 的意思是一半,这个体式帮助我们为将来练习完全鱼王式做准备。

六、后弯体式

一天，年轻的考达瓦和般达瓦王子在玩球，他们的球不小心滚到了井里。这两个男孩子都聚到井边来，商量怎么办。他们注意到一个又黑又瘦的婆罗门坐在不远的树下，于是纷纷向他求助。"如果我拿回你们的球，我能得到奖赏吗?"婆罗门问。"当然，当然了。"男孩们急于继续游戏，急切地回答道。婆罗门要了一张弓，然后又拖来一些尖利的芦苇。以芦苇为箭，他直射球身，然后又把另一根芦苇射入前一根的尾部，这样一根根形成一条链。就这样，球被芦苇链拉上来了。吃惊的王子向婆罗门鞠躬道："我该怎样奖赏你那精湛的技艺呢?""去把发生的事告诉你的叔公比什玛吧。"于是，两个男孩跑到比什玛那里，形容了这个人的技艺。聪明的比什玛立刻意识到这个卓越的弓箭手不是别人，一定是朵那——圣巴拉瓦伽之子。他立刻传召朵那教授两个王子的弓箭和格斗。在朵那的悉心调教下，两个王子都成长为伟大的战士。

（一）蝗虫式(Shalabha-asana)（图 2-6-1,2-6-2）

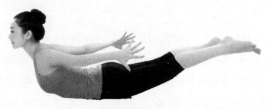

图 2-6-1

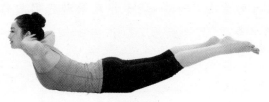

图 2-6-2

计数到 10 次或 15 次。

1.练习方法

(1)俯卧在地面,双手放在身体的两侧,掌心朝向彼此。并拢双腿,伸展脚趾。

(2)抬起头、胸部、双腿以及手臂,让它们同时离开地面,这就是蝗虫式。

2.注意事项

想象自己是一只蝗虫,双臂就是蝗虫的翅膀。

3.避免事项

大腿触及地面,弯曲膝盖。

4.益处

强壮背部,大腿后侧以及臀部的肌肉。

 知识链接

Shalabha 是蚱蜢或蝗虫的意思。古印度的圣人们居住在大自然中。他们仔细地观察周遭的自然世界,研究不同生灵的行为模式。他们认识到,人类可以从自然中学到许多保持健康、返老还童的秘诀。许多体式都是以自然界来命名的:高山,树木,哺乳动物,爬行动物,鸟类甚至昆虫——比如这个蝗虫式。

(二)眼镜蛇式(Bhujanga-asana)(图 2-6-3)

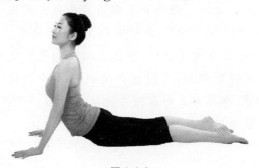

图 2-6-3

计数到 10 次或 15 次。

1.练习方法

(1)俯卧在地面,双手放在胸部的两侧,手指尽量张开朝前。

(2)将身体从地面抬起,胸部向前推出,肩膀转向后侧,这就是眼镜蛇式。

2.注意事项

胸部向前推,头向后扬起,就像眼镜蛇受到攻击时那样。

3.避免事项

不要过多地压迫到腰椎段。

4.益处

消除颈和脊柱的僵硬。

 知识链接

Buhujanga 的意思是蛇。众蛇之中最强大的是蛇王婆苏吉。为了搅动乳海,天神们需要婆苏吉来充当搅绳。于是,他们让最强大的鹰——迦楼罗,把婆苏吉带到海岸边。为了展示自己的强大,迦楼罗出发了。迦楼罗一边寻找,一边大声说:"婆苏吉,众神急需你的帮助。""很高兴能帮上忙,"婆苏吉回答,"但你必须把我带到海岸边去。"迦楼罗立刻用自己巨大的爪子抓住蛇身中段,然后飞上天空。他飞得越来越高,直到天界。然而,当他低头俯瞰时,不由得大吃一惊:婆苏吉的头和尾巴竟然还没离开地面。迦楼罗得到教训,只得谦卑地返回众神面前。湿婆神放下自己的手臂,婆苏吉立刻盘绕在他的手腕上。于是,湿婆神亲自把婆苏吉带回了海岸。

（三）骆驼式（Ushtra-asana）（图 2-6-4）

计数到 10 次或 15 次。

1.练习方法

（1）双膝跪地，脚趾指向后方。双手放在臀部上，后弯。

（2）依次把手放在脚跟上，把髋部向前推，这就是骆驼式。然后带回来，一次移动一只手。

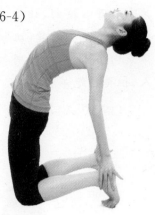

2-6-4

2.注意事项

尾骨朝前。颈部要伸展。

3.避免事项

过分压迫颈椎和腰椎。

4.益处

祛除颈部和肩膀的僵硬。

 知识链接

Ushtra 的意思是骆驼。一只骆驼和一只豺狗是好朋友。一天夜里，他们一起溜进甘蔗地。吃饱以后，豺狗就开始引颈而嚎。"闭嘴！闭嘴！"骆驼低声呵斥道，"你的嗥声会把农夫给招来的。"自以为是的豺狗却对此不予理睬，继续嚎叫。农夫真的来了，豺狗躲进灌木丛，骆驼却招来一顿好打。他们逃到了河边，豺狗爬到骆驼的背上。当他们来到河中央时，骆驼说："我想泡一泡。"豺狗惊吓极了："不，你不能这样，我不会水。"而骆驼不理睬他，立刻将自己浸泡在河水中，豺狗从他的背上滚了下来。"我不会游泳，我要沉下去了。"善良的骆驼给过他教训后，还是搭救他上了岸。当我们在做骆驼式的时候，要知道这个体式是用来打开心轮的，让心里的爱向世间所有生灵开放——这样的爱超越了狭义的爱（比如男女之爱，天伦之爱），是没有占有欲、不求回报，也没有分别心的大爱。正如智慧的圣者教育自私的人，但自己绝不自私。

（四）弓式（Dhanur-asana）（图 2-6-5）

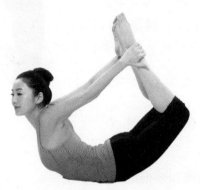

图 2-6-5

计数到 10 次或 15 次。

1.练习方法

（1）俯卧在地面。

（2）弯曲双膝，双手抓住脚踝。

（3）抬起大腿，胸部和头部离开地面，这就是弓式。

2.注意事项

身体弯曲，就像一张弓；伸展双臂，就像弓弦。

3.避免事项

胸部向前推，耻骨推向地面以避免过度压迫腰椎。

4.益处

紧缩大腿肌肉，美化臀部线条，预防臀部下垂，强化大腿力量并消除背部赘肉。

（五）轮式（上弓式）（Urdhva Dhanur-asana）（图 2-6-6）

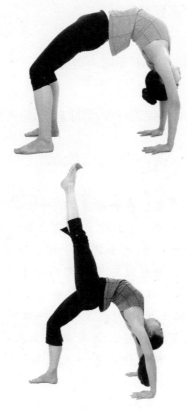

图 2-6-6

计数到 10 次或 15 次。

1.练习方法

（1）躺在地面，弯曲双膝。脚跟靠近臀部，双脚分开并相互平行。

（2）双手放在肩膀的下方，手指一定要指向脚的方向。

（3）抬起背部和臀部离开地面，把头顶放在地面。

（4）伸直双臂，将身体形成拱形，这就是轮式。

2.注意事项

身体像一张弓那样弯曲。

3.避免事项

不要弯曲手肘,双膝不要向两边分。

4.益处

纠正圆肩和驼背。促进呼吸,消除怠惰,使人充满力量和活力。

 知识链接

　　Dhanu是弓的意思。在古印度,有一位公主名叫德卢帕蒂,为了寻求一位如意郎君,公主的父亲德卢帕达国王决心举行一场射箭比赛。许多王子和武士群集于国王的后庭,想要赢得美丽的公主。这其中就有超级英雄朵那的学生——勇敢的般达瓦王子。在比赛的当天,众多的适龄青年云集于国王宫殿中一处气势宏伟的大厅,国王为他们设立了一项艰难的挑战——一张为此特制的又大又沉重的弓。箭靶是设立在一根高竿顶部的,不停旋转的金属鱼。竿子被放在一池水中,弓箭手不能直接直视箭靶,而是被要求借助水的倒影来瞄准。谁能够五次命中金属鱼的眼睛,谁就能赢得公主。比赛开始了。一个个功成名就的英雄满怀希望地拉开弓,却只能失望而归。尽管他们都很英勇,但这项任务实在是太艰难了。

　　Urdhva的意思是向上或举起,Urdhva Dhanu是向上举起的弓。般达瓦王子双手合十向毗湿奴神祈祷自己能尽力达成心愿。他轻松举起了弓箭,连续五箭命中了鱼眼。德卢帕蒂非常高兴,她把花环挂在胜利者的脖子上,接受他为自己的夫婿。这位般达瓦王子实际上就是阿周那①——最伟大的弓箭手。

----

①阿周那,《摩诃婆罗多》中的人物。在《摩诃婆罗多》中最著名的章节《薄伽梵歌》中,就是以克里希那与阿周那谈话的形式揭示了宇宙的真理,以及指明人怎样才能认识到这一切。

七、其他体式

(一)英雄式一(英雄坐姿)(Vira-asana1)(图 2-7-1,2-7-2)

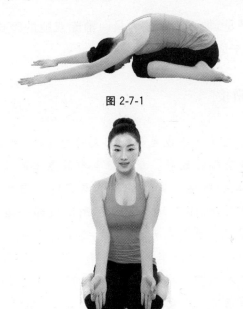

图 2-7-1

图 2-7-2

练习时间 1～2 分钟。

1.练习方法

(1)双膝向后弯曲,坐在地板上。臀部坐在双脚之间,双膝合拢。

(2)大拇指与食指结成一个环,这是智慧手印。双手放在膝盖上,坐直身体,这就是英雄式一。

2.注意事项

肩膀朝向后,身体坐直,就像训练有素的战士那样。

3.避免事项

不要将双脚分得过开。

4.益处

纠正扁平足,加强足弓的力量。消除双腿的疼痛、痉挛与疲劳,特别适合于运动员。

 知识链接

Vira 的意思是战士或英雄。伟大的史诗《摩诃婆罗多》当中就记载了许多英雄的故事。众英雄当中最杰出的莫过于毗湿摩了,他是考达瓦和般达瓦家族的族长与宗师。当战争在家族间变得不可避免时,毗湿摩站在了考达瓦家族那一边。他被任命为军队的指挥官。整整九天,毗湿摩领导下的军队表现得武艺纯熟,无比勇猛。般达瓦军队的战略和士气根本无法与之匹敌。般达瓦家族陷入绝望。一天傍晚,般达瓦家族派出代表尤帝士提尔与毗湿摩会面。"哦,我伟大的古茹[①]",尤帝士提尔恳求道,"救救我吧。我们的战争才是正义的啊!"毗湿摩忽然醒觉般达瓦家族的战斗才是正义的,于是他说:"你只有杀了我才能赢得这场战争。只有这条路可走。"

Supt 的意思是睡卧,Supta Vira-asana 就是睡卧的英雄。

当毗湿摩被阿周那的箭射中以后,他的身体并没有轰然倒地。看起来他就好像睡在箭床上一样。这位伟大的上师还没有死去,他甚至拒绝被带离战场,也拒绝疗伤。"箭床对于一个战士来说真是再适合不过了。"他这样说道。战火还在燃烧,然而,毗湿摩的箭床周围却是如此的寂静。考达瓦和般达瓦王子以及所有的贵族都垂首肃立于他的周围,他们乞求他的宽恕和垂询。

---

① 印度教等宗教的上师,宗师。

59 天后,毗湿摩仍然那样躺着。最后,当吉时来临,这位勇敢的战士才自己选定了死亡的时间。随着最后一次呼吸,他的灵魂启程前往天国。

(二)英雄式二(英雄卧姿)(Supta Vira-asana2)(图 2-7-3)

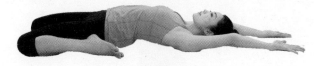

图 2-7-3

练习时间 2~4 分钟。

1.练习方法

(1)英雄坐姿。

(2)弯曲手肘,支撑自己的身体,慢慢仰卧下去,双手向头顶后方伸展。这就是英雄卧姿。

2.注意事项

脚趾尖指向正后方,脚掌心向上翻开。拉长躯干,如果腰与地面的空隙过大,就停留在英雄坐姿上。

3.避免事项

不要躺在自己的脚跟上。双膝不要分得太开。腰与地面的空隙不要太大。

4.益处

消除身体的疲劳,使其恢复活力。让呼吸加深。放松心脏,解决胃部的问题。让意识冷却和平静下来。

(三)牛面式(Go-mukha-asana)(图 2-7-4)

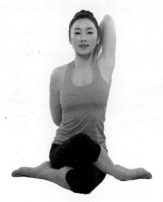

图 2-7-4

每边数到 10 次或 15 次。

1.练习方法

(1)坐在地板上。弯曲左膝,然后弯曲右膝重叠在左膝上。

(2)左手放在头后,弯曲手肘,把左手放在肩胛骨之间。

(3)右手放在背后,双手在背后相扣。这就是牛面式。

(4)交换方向再做一遍。

2.注意事项

目视前方。一个手肘指向天花板,一个手肘指向地面。

3.避免事项

身体前弯。

4.益处

缓解腿的僵硬和痉挛。改善圆肩和肩膀的僵紧。

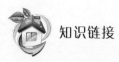 知识链接

Go 是牛的意思,mukha 是嘴和脸。在这个体式中,双膝之间的空隙就像牛的嘴一样。在印度这样的农耕社会,牛是很有用的动物。奶牛会产奶,公牛是主要的劳动力来源。它们耕田以及搬运货物,牛粪还可以作为天然的燃料。即便是死去,牛还为人类提供皮革。这就难怪印度神话传说中会描述这样一只名叫 Kamadhenu 的满载希望的神牛了。

(四)船式(Nava-asana)(图 2-7-5)

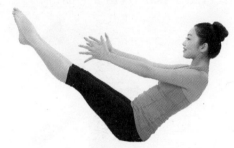

图 2-7-5

每边数到 10 次或 15 次。

1.练习方法

(1)手杖式坐立。

(2)向斜前方伸直双腿,脚尖与头顶齐平。

(3)双手水平向前伸出,掌心相对。这就是船式。

2.注意事项

双腿像棍子一样伸直。

3.避免事项

不要让自己像一艘快沉没的船。不要屏息。

4.益处

加强腹肌和背部的力量。平衡肠道、肾脏和肝脏的功能。

知识链接

Nava 是小船的意思。很久很久以前,发生过一场可怕的洪灾。大雨不停地下,河水涨得越来越高,直到所有土地都快被淹没了,只有喜马拉雅山还能露出一点山尖。这时,一艘木船帮助摩奴和各种各样的生物从洪水中逃生。摩奴把船拴在毗湿奴化身的神鱼的角上,神鱼把船拉向仍露出水面的一座山峰。摩奴把船固定在山峰上,从此以后,这座山就被称作拴船峰。

(五)鹤禅式(Baka-asana)(图 2-7-6,2-7-7)

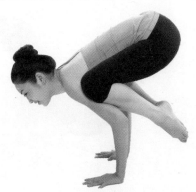

图 2-7-6

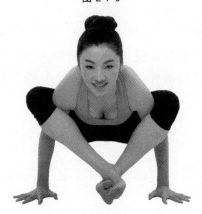

图 2-7-7

计数到 10 次或 15 次。

1.练习方法

（1）蹲立。

（2）分开双膝，手掌放在地面，指尖朝前。抬起臀部，抬头向上，双膝放在上臂或腋窝的位置。

（3）重心向前，依次抬起双脚离开地面，手臂保持平衡。这就是鹤禅式。

2.注意事项

双脚脚尖接触。手臂尽可能伸直，手指要尽量张开，增大受力面积。

3.避免事项

不要低头，要抬头来保持前后的平衡。

4.益处

这是一个有挑战性的体式，可以增强力量和自信。提高注意力。

 知识链接

Baka 是鹤。你见过鹤准备捕食的样子吗？它会保持着警觉和冷静，注意力集中在一条鱼或一只青蛙上。所以，当你在练习鹤禅式的时候要保持身体的稳定和意识的警觉。

第二篇　实践瑜伽体式

（六）拉弓式（Akarna Dhanur-asana）（图 2-7-8）

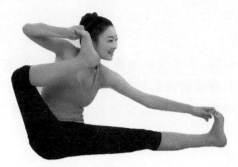

图 2-7-8

计数到 10 次或 15 次。

1.练习方法

（1）手杖式坐立。

（2）左手的食指和中指抓住左脚的大脚趾。

（3）右手食指和中指抓住右侧大脚趾，拉起右腿到耳侧。这就是拉弓式。做完后交换方向再来一次。

2.注意事项

抓住弯曲那条腿就像拉开弓弦一样。

3.避免事项

不要用耳朵去找脚，要用脚去找耳朵。

4.益处

使身体各个关节保持强壮和灵活。

 知识链接

Karna 的意思是耳朵，前缀 A 是靠近的意思。这个提示代表着一个弓箭手拉弓射箭的动作。卡纳（Karna）——太阳神苏利亚之子是一个有名的弓箭手。他被称作卡纳是因为他出生时耳朵里带着闪亮的翅膀。这对耳翅和一副盔甲是父亲送他的珍贵礼物。有了这两样东西,他简直是战无不胜。卡纳最大的敌手是他的兄弟阿周那,阿周那是一名优秀的弓箭手。阿周那的父亲是因陀罗圣主,他非常害怕强大的卡纳有一天会打败阿周那。所以因陀罗有一天设下一计,为了接近卡纳,他假装成一个婆罗门。"哦,尊贵的战士啊,请恩准我一个愿望吧。""你可以得到任何你想要的",以慷慨著称的卡纳回答道。"请赐予我你的耳翅吧。"狡猾的因陀罗说。尽管卡纳知道如果失去耳翅他就会失去魔力的保护,为了言出必行,他还是交出了自己珍贵的拥有。后来,在《摩诃婆罗多》记载的那场战争中,作为最伟大的弓箭手之一,卡纳还是死于阿周那之手。

(七)毗湿奴式(Ananta-asana)(图 2-7-9)

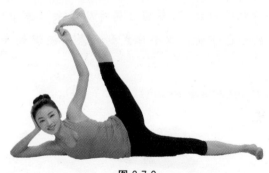

图 2-7-9

每边计数到 10 次或 15 次。

1.练习方法

(1)左侧卧,左手支撑头部,双腿伸直。

(2)弯曲右腿,右手中指和食指抓住大脚趾,右腿垂直向上拉伸。这就是毗湿奴式。

(3)交换另一边做。

2.注意事项

侧卧时注意身体的两侧拉长。要收紧臀部和大腿的肌肉。

3.避免事项

不要弯曲膝盖,腿部僵硬的人可以抱住自己的小腿。

4.益处

强壮背部的肌肉,促进腿的柔韧性。

知识链接

Ananta 的意思是无穷尽或无限。毗湿奴有时又被称为阿南达。当世界终结时,毗湿奴会躺在盘绕了上千层的蛇身上,这条蛇也叫阿南达。当毗湿奴在蛇身上休息若干劫数之后,一朵莲花会从他的肚脐中发芽,布茹阿玛将从这朵心莲中诞生,布茹阿玛也将重新创造宇宙。这个体式就代表着毗湿奴在蛇身上休息的姿势。

（八）瘫尸式（Shava-asana）（图 2-7-10）

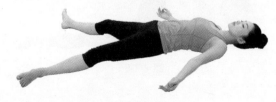

图 2-7-10

练习时间 2～5 分钟。

1.练习方法

（1）平躺下来,双腿伸直,自然分开。

（2）手放在身体的两侧,与胸部成 50°角。掌心向上。

（3）闭上双眼，保持下巴指向胸部；自然地呼吸、放松。这就是瘫尸式。

2.注意事项

保持绝对地静止，就像尸体一样。

3.避免事项

不要弯曲身体，也不要把头倒向一边。

4.益处

放松大脑和神经。驱除疲劳，集中注意力，放松情绪。

 知识链接

Shava 的意思是死尸。从前，有一位美丽而善良的公主，名叫萨维特瑞。她选择了一位年轻的王子——萨特亚凡作自己的夫君。然而，虽然贵为王子，萨特亚凡却和自己的父母住在荒僻之所，因为他的父亲是萨拉亚的流放国君，并且已经双目失明。萨维特瑞即便已经知道在结婚一年后，萨特亚凡就面临死亡的命运，她还是义无反顾地嫁给了他，并不断为这一命运祈祷着。有一天，萨维特瑞陪着萨特亚凡去森林里砍柴，折断的树木砸伤了萨特亚凡的头。萨维特瑞让丈夫躺下来，把他的头放在自己的怀里，轻轻地拍打着他的身体，抚慰着他。正当他们这样坐在树荫下时，萨维特瑞看到死神阎罗正慢慢走了过来。她谦恭地向死神双手合十，"您为什么而来？""我来取萨特亚凡的灵魂去冥界。"阎罗说着，把萨特亚凡拴在自己的索套里，准备动身离开。勇敢的萨维特瑞把丈夫的尸体留在树荫下，匆匆追赶着阎罗的脚步。"为什么跟着我？你丈夫的时辰已到，没有什么能挽救他。"但萨维特瑞并没有停下脚步。"我看你是个勇敢、虔诚的女人，"死神说，"那就许你一个恩典吧，但与你丈夫的性命无关。""那就请赐予我公公光明吧。"萨维特瑞乞求道。"就这样吧。现在,萨维特瑞,回去吧,这条路可不是凡人可以走的。"而萨维特瑞还是跟随着阎罗。阎罗只好说:"为了你的坚持不懈,我就再许你一个恩典。""让我的公公能再次统领王权。"萨维特瑞乞求道。"恩准,"阎罗说,"现在你可以回去了。"然而萨维特瑞仍然紧随着,阎罗困扰极了,只好又许她一个恩典。"我父亲没有儿子,请赐予他百子。""我也准了,现在请你回去,要知道这条死亡之路是充满了黑暗和危险的。"萨维特瑞却还是不为所动。阎罗被她的勇敢所打动,许她最后一个恩典。"请赐我众多子嗣。""恩准。"阎罗说。"可是,没有丈夫,我怎么会有孩子呢?"萨维特瑞问道,"您必须让我丈夫复活才行啊。"阎罗受自己的恩典所制,不得不兑现所有的一切。

　　这就是瘫尸式的传说。在这个体式中,目标就是模拟一具尸体。一旦生命离去,身体保持静止,不再有任何运动。通过保持不动一段时间,使精神在完全觉知的情况下静止,你将学着放松。这种有觉知的放松鼓舞和活跃身体和精神,但是,使精神静止比让身体静止更难。因此,这个看上去很简单的体式也是最难掌握的体式之一。

八、练习套路

　　这些套路所选用的动作都是必须进行练习的基础动作。

　　在练习之前做好充分的热身。

　　每一个难点体式重复2~3遍。

　　重点阅读每个体式的注意事项和避免事项。

　　(一)课程1(练习时间20~25分钟)

　　课程1是为初学者准备的。在至少6次课以后,当感到学生已经能熟练掌握课程1,再转入课程2的练习。

练习内容（图 2-8-1）：

山式站立→手臂上举式→树式→鹰式→幻椅式→三角式→侧伸展式→战士一→战士二→三角扭转式→加强侧伸展式→三角前弯式→蝗虫式→双手抱头蝗虫式→眼镜蛇式→弓式→英雄坐姿→英雄俯姿→英雄卧姿→全莲花式（做不到的可做半莲花）→全莲花鱼式（做不到全莲花的可做伸直腿的鱼式）→船式→半船式→上伸腿式→手杖式→半英雄坐姿单腿背部伸展→双腿背部伸展→肩倒立式→犁式→瘫尸式

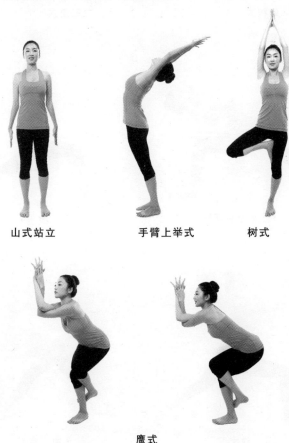

山式站立　　　　　　手臂上举式　　　　树式

鹰式

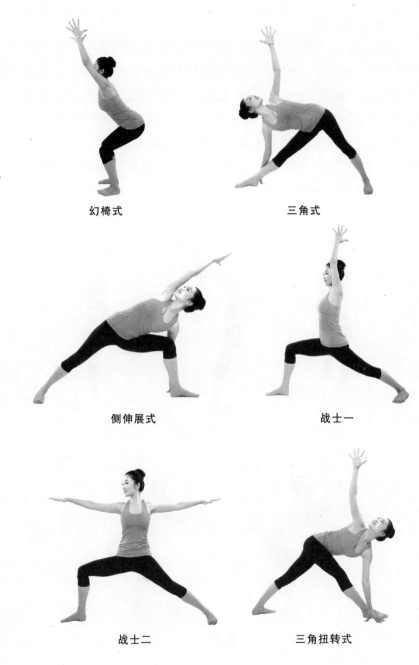

幻椅式　　　　　　　　　三角式

侧伸展式　　　　　　　　战士一

战士二　　　　　　　　　三角扭转式

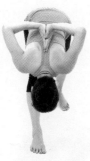

加强侧伸展式

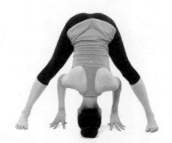

三角前弯式

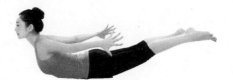

蝗虫式

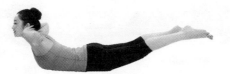

双手抱头蝗虫式

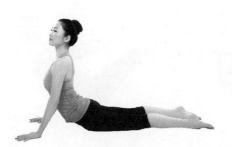

眼镜蛇式

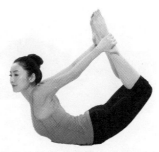

弓式

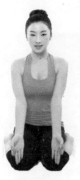

英雄坐姿

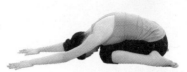

英雄俯姿

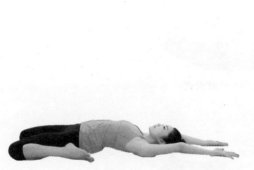

英雄卧姿

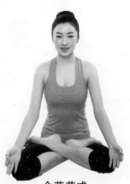

全莲花式

（做不到的可做半莲花）

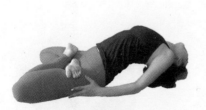

全莲花鱼式

（做不到全莲花的可做伸直腿的

鱼式）

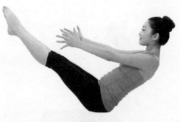

船式

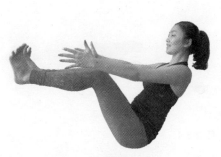

半船式

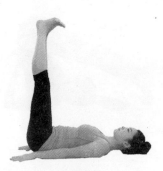

上伸腿式

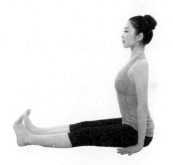

手杖式

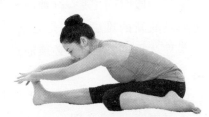

半英雄坐姿单腿背部伸展

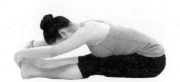

双腿背部伸展

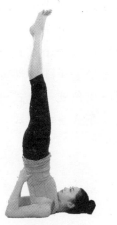

肩倒立式

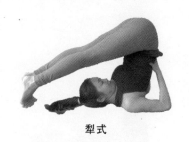
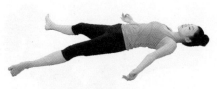

犁式　　　　　　　　　瘫尸式

图 2-8-1

（二）课程 2

课程 2 应分为两个部分来做。可以单周练习 A 部分，双周练习 B 部分。

练习一段时间之后，教师应根据实际练习情况来决定课程 2 中所加入的新的难度动作是否适宜于当前的情况。

课程 2 是进阶部分，必须通过了课程 1 的考核后，才能进入到这个部分。

课程 2A（练习时间 30～35 分钟）

练习内容（图 2-8-2）：

山式站立→手臂上举式→树式→鹰式→幻椅式→三角式→侧伸展式→战士一→战士二→战士三→{三角式→侧伸展式→半月式}（这三个动作是一气呵成，连续做的）→加强侧伸展式→三角前弯式→手杖式→单腿背部伸展→半莲花单腿背部伸展→半英雄坐姿单腿背部伸展→圣哲玛里奇一→坐角式→双腿背部伸展→束角式→龟式→巴拉瓦伽一→巴拉瓦伽二→肩倒立式→桥式→犁式→瘫尸式

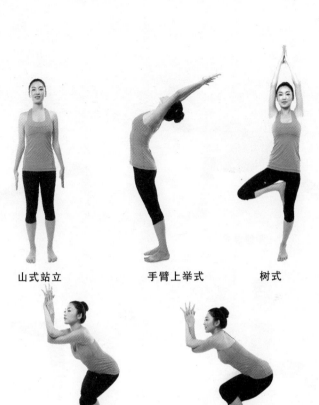

山式站立　　　　　　手臂上举式　　　　　树式

鹰式

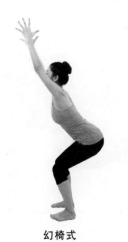

幻椅式

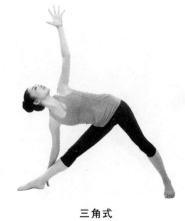

三角式

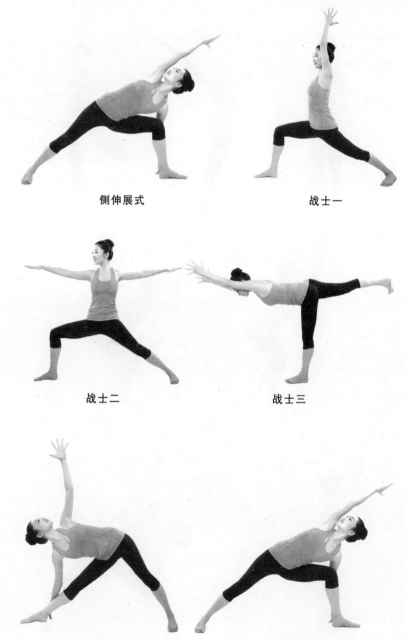

侧伸展式

战士一

战士二

战士三

三角式

侧伸展式

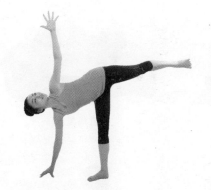

半月式

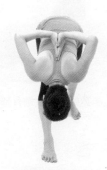

加强侧伸展式

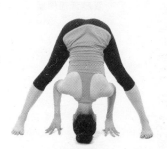

三角前弯式

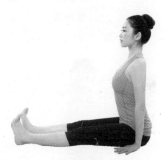

手杖式

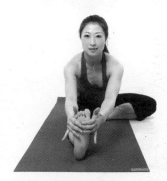

单腿背部伸展

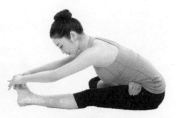

半莲花单腿背部伸展

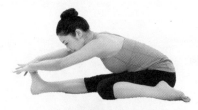

半英雄坐姿单腿背部伸展

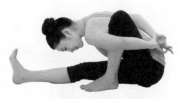

圣哲玛里奇一

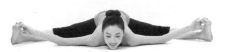

坐角式

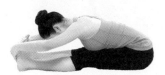

双腿背部伸展

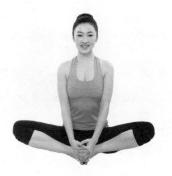

束角式

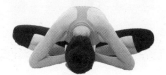

束角式

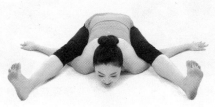

龟式

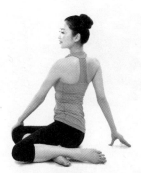
巴拉瓦伽一

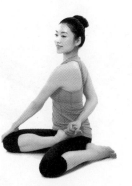
巴拉瓦伽二

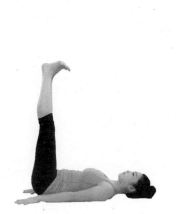
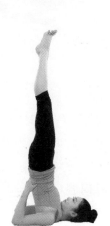
肩倒立式

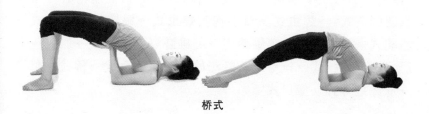
桥式

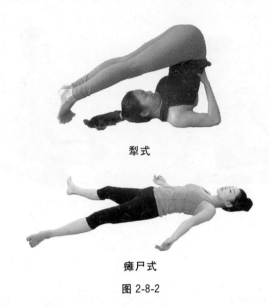

犁式

瘫尸式

图 2-8-2

课程 2B(练习时间 30～35 分钟)

在练习数周后,当课程 2 的内容已被熟练掌握,再进阶到课程 3。

练习内容(图 2-8-3):

{山式站立→手臂上举式→站立双腿背部伸展→下犬式→上犬式→四肢支撑式→上犬式→下犬式→站立双腿背部伸展→山式站立}(以上体式的串联统称为:向太阳致敬式)→全莲花式(做不到的可做半莲花)→全莲花鱼式(做不到全莲花的可做伸直腿的鱼式)→蝗虫式→双手抱头蝗虫式→眼镜蛇式→弓式→骆驼式→英雄坐姿→英雄俯姿→英雄卧姿→牛面式→船式→半船式→上伸腿式→拉弓式→毗湿奴式→肩倒立式→桥式→犁式→双膝抱耳式→瘫尸式

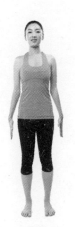 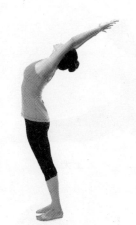 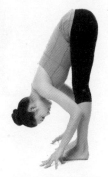

山式站立　　　　　　手臂上举式　　　　　站立双腿背部伸展

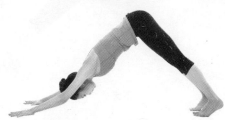

下犬式

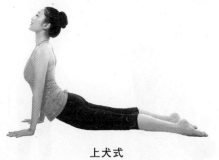

上犬式

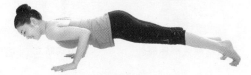

四肢支撑式

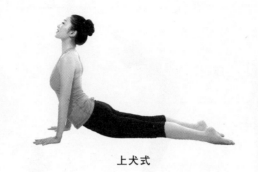

上犬式

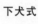

下犬式

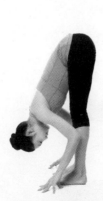

站立双腿背部伸展

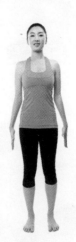

山式站立

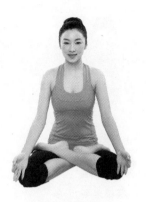

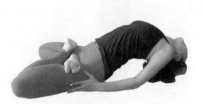

全莲花式
（做不到的可做
半莲花）

全莲花鱼式
（做不到全莲花的
可做伸直腿的鱼式）

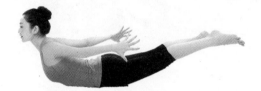

蝗虫式

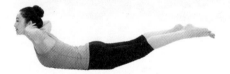

双手抱头蝗虫式

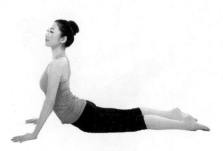

眼镜蛇式

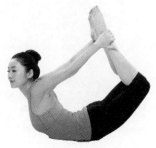

弓式

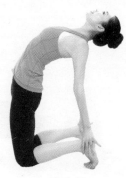

骆驼式

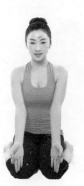

英雄坐姿

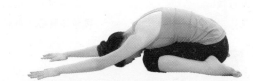

英雄俯姿

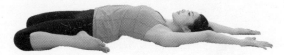

英雄卧姿

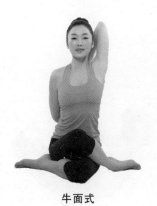

牛面式

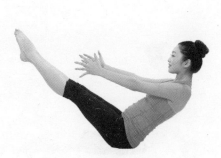

船式

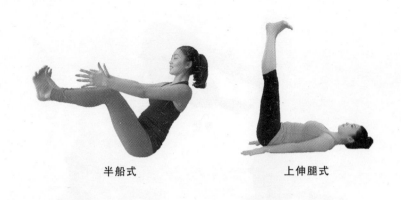

半船式　　　　　　　　　　　上伸腿式

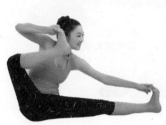
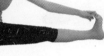
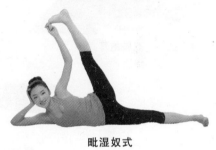

拉弓式　　　　　　　　　毗湿奴式

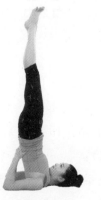

肩倒立式

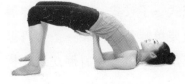
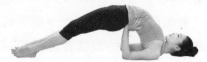

桥式

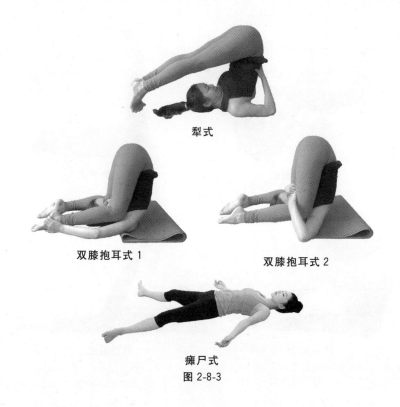

犁式

双膝抱耳式 1　　　　　　双膝抱耳式 2

瘫尸式

图 2-8-3

（三）课程 3

课程 3 包括了书中所描述的所有体式，整个课程被分为 3 个部分，每三周交换一个练习部分。

课程 3A（练习时间 35～45 分钟）

练习方法（图 2-8-4）：

山式站立→手臂上举式→树式→鹰式→幻椅式→三角式→侧伸展式→战士一→战士二→加强侧伸展式→三角前弯式→手倒立式（靠墙）→头倒立式→全莲花式→手杖式→单腿背部伸展→半莲花单腿背部伸展→半英雄坐姿单腿背部伸展→圣哲玛里奇一→坐角式→双腿背部伸展→束角式→龟式→肩倒立式→桥式→犁式→双膝抱耳式→瘫尸式

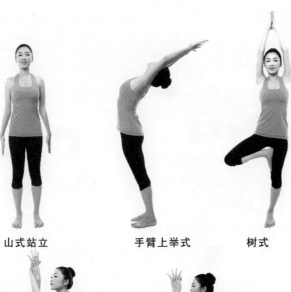

山式站立　　　　　　手臂上举式　　　　　　树式

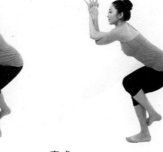

鹰式

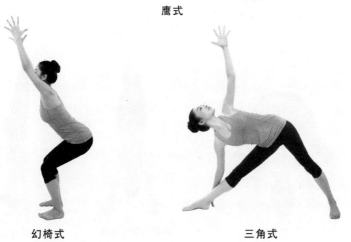

幻椅式　　　　　　　　　三角式

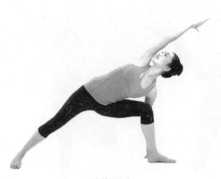

侧伸展式

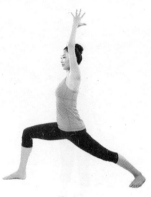

战士一

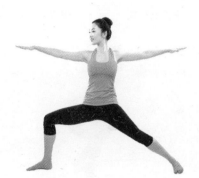

战士二

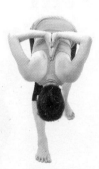

加强侧伸展式

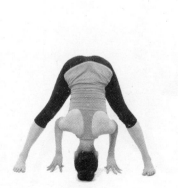

三角前弯式

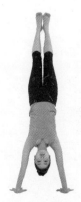

手倒立式（靠墙）

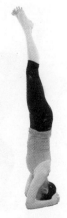

头倒立式

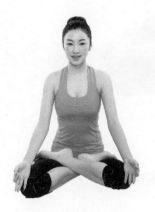

全莲花式

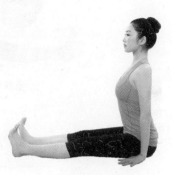

手杖式

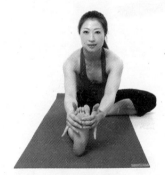

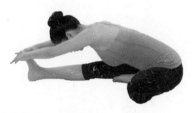

单腿背部伸展

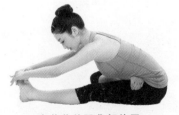

半莲花单腿背部伸展

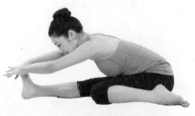

半英雄坐姿单腿背部伸展

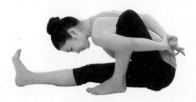

圣哲玛里奇一

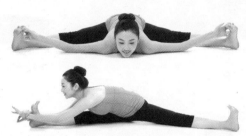

坐角式

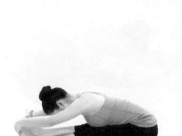

双腿背部伸展

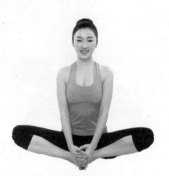

束角式

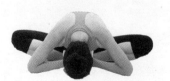

束角式

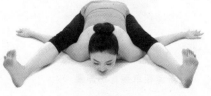

龟式

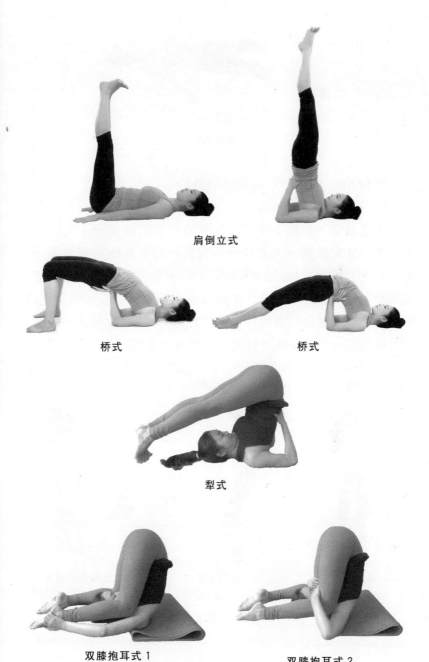

肩倒立式

桥式   桥式

犁式

双膝抱耳式 1   双膝抱耳式 2

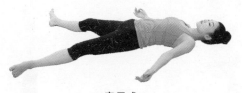

瘫尸式

图 2-8-4

课程 3B(练习时间 35～45 分钟)

练习方法(图 2-8-5):

山式站立→手臂上举式→站立双腿背部伸展→下犬式→上犬式→四肢支撑式→上犬式→下犬式→站立双腿背部伸展→山式站立→手倒立式(靠墙)→头倒立式→英雄坐姿→英雄俯姿→英雄卧姿→牛面式→船式→半船式→上伸腿式→双腿眼镜蛇(见第四章第八条适合儿童的其他体式)→鹤禅式→车轮式→拉弓式→毗湿奴式→肩倒立式→桥式→犁式→双膝抱耳式→瘫尸式

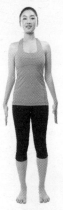

山式站立

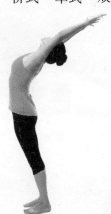

手臂上举式

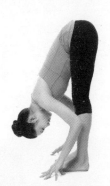

站立双腿背部伸展

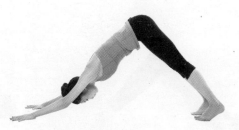

下犬式

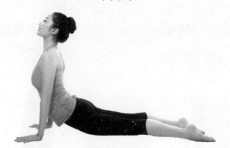

上犬式

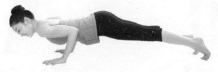

四肢支撑式

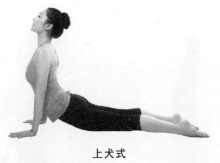

上犬式

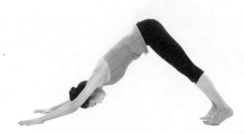

下犬式

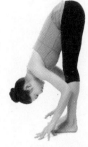

站立双腿背部伸展

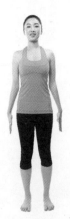

山式站立

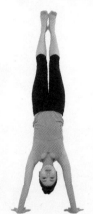

手倒立式（靠墙）

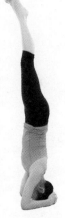

头倒立式

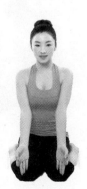

英雄坐姿

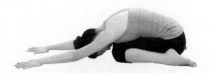

英雄俯姿

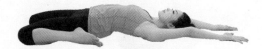

英雄卧姿

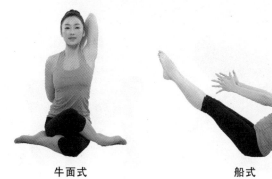

牛面式

船式

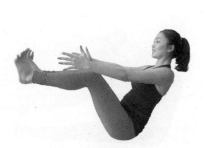

半船式

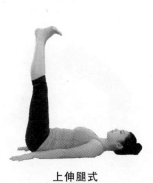

上伸腿式

第二篇　实践瑜伽体式

137

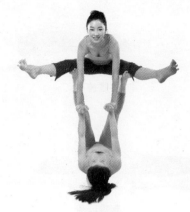

双腿眼镜蛇

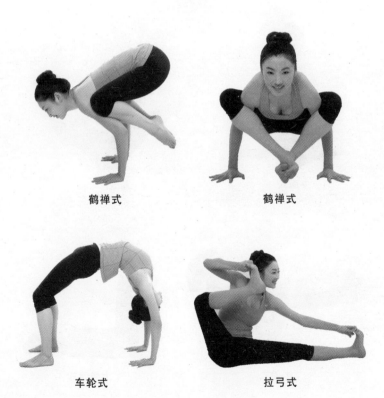

鹤禅式　　　　　　　　　鹤禅式

车轮式　　　　　　　　　拉弓式

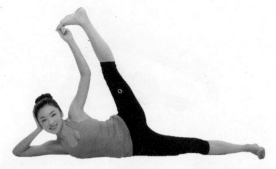

毗湿奴式

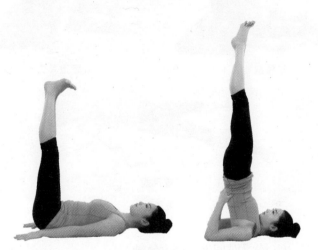

肩倒立式

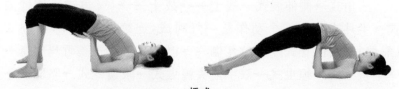

桥式

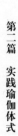

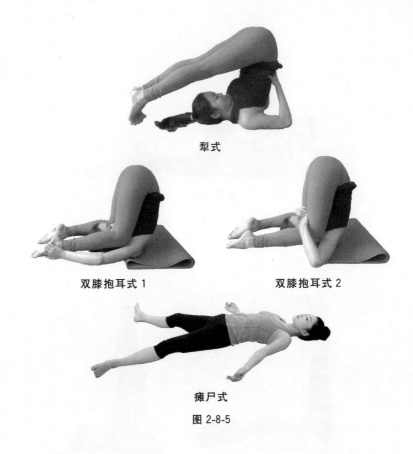

犁式

双膝抱耳式 1　　　　　双膝抱耳式 2

瘫尸式

图 2-8-5

课程 3C（练习时间 35～45 分钟）

练习方法（图 2-8-6）：

三角式→侧伸展式→战士一→战士三→﹛三角式→侧伸展式→半月式﹜（这三个动作是一气呵成，连续做的）→手倒立式（靠墙）→头倒立式→巴拉瓦伽一→巴拉瓦伽二→圣哲玛里奇一→半鱼王式→蝗虫式→双手抱头蝗虫式→眼镜蛇式→骆驼式→弓式→轮式（上弓式）→肩倒立式→桥式→犁式→双膝抱耳式→瘫尸式

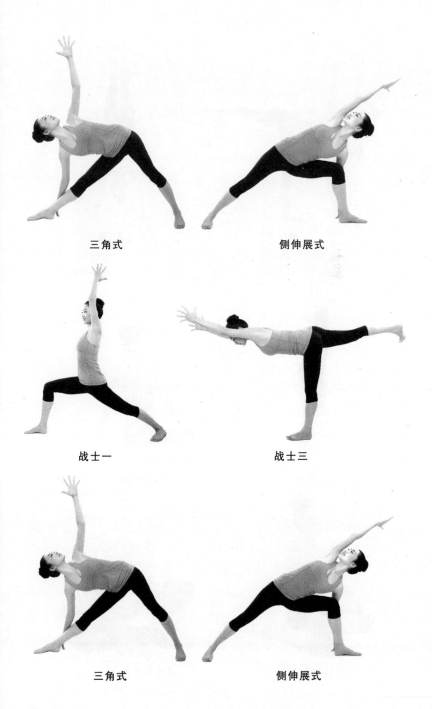

三角式　　　　　　　　　　　侧伸展式

战士一　　　　　　　　　　　战士三

三角式　　　　　　　　　　　侧伸展式

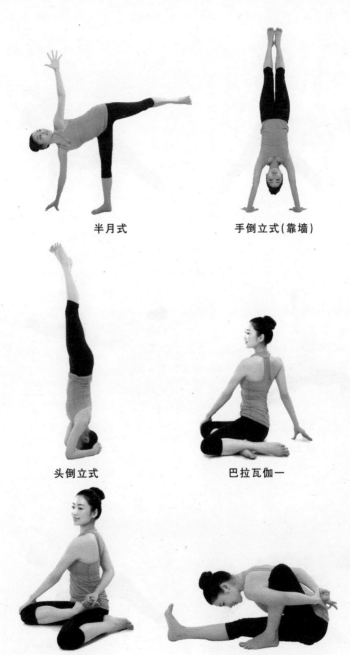

半月式

手倒立式(靠墙)

头倒立式

巴拉瓦伽一

巴拉瓦伽二

圣哲玛里奇一

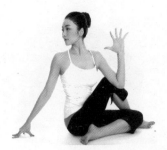
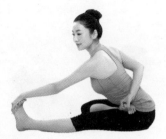

半鱼王式

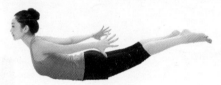

蝗虫式

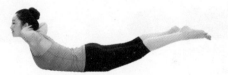

双手抱头蝗虫式

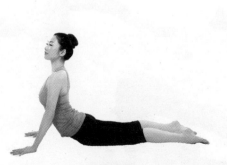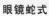

眼镜蛇式

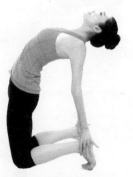

骆驼式

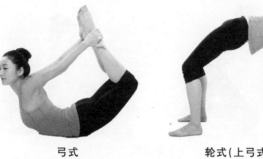

弓式　　　　　　　　　　轮式(上弓式)

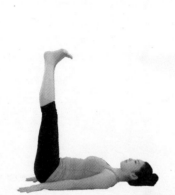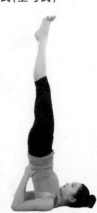

肩倒立式

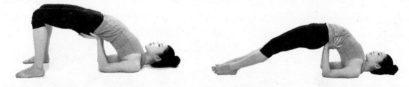

桥式

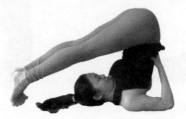

犁式

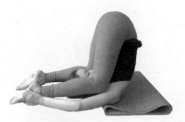

双膝抱耳式 1

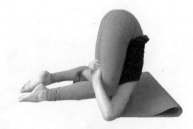

双膝抱耳式 2

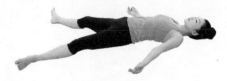

瘫尸式

图 2-8-6

九、瑜伽体式图表

站立体式:山式站立、手臂上举式、树式、幻椅式、鹰式、三角式、侧伸展式、战士一、战士二、战士三、半月式、加强侧伸展式、三角前弯式。(图 2-8-7)

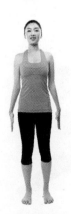

山式站立

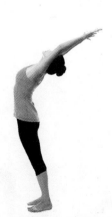

手臂上举式

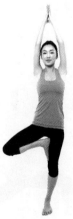

树式

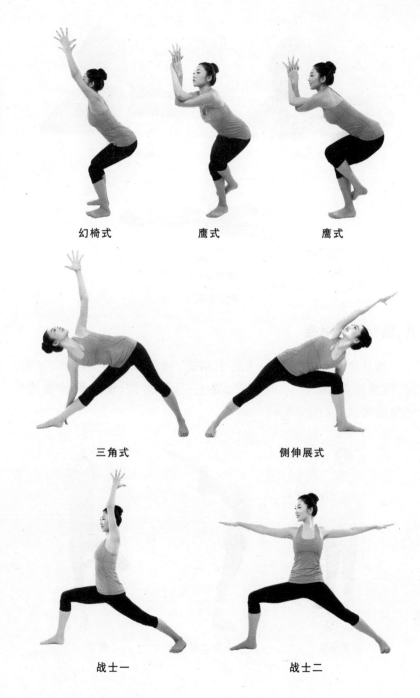

幻椅式　　　　鹰式　　　　鹰式

三角式　　　　　　侧伸展式

战士一　　　　　　战士二

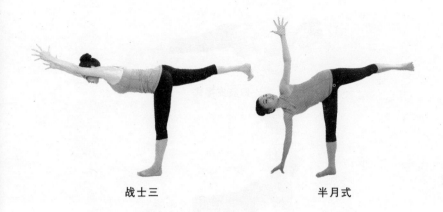

战士三　　　　　　　　　　半月式

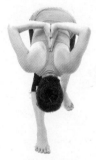

加强侧伸展式

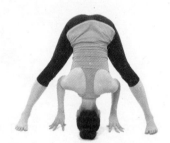

三角前弯式

图 2-8-7

向太阳致敬体式:站立双腿背部伸展、四肢支撑式、上犬式、下犬式。(图 2-8-8)

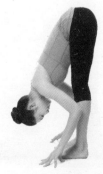

站立双腿背部伸展

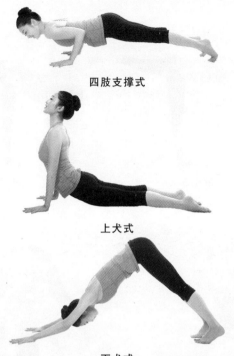

四肢支撑式

上犬式

下犬式

图 2-8-8

倒置体式：头倒立式、肩倒立式、犁式、双膝抱耳式、桥式、手倒立式。（图 2-8-9）

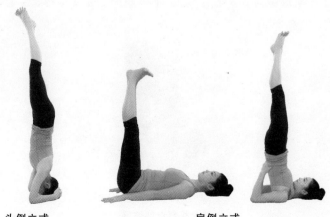

头倒立式   肩倒立式

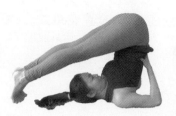

犁式

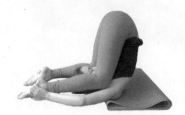

双膝抱耳式 1

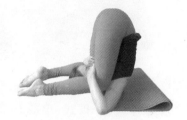

双膝抱耳式 2

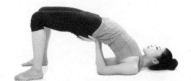

桥式

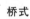

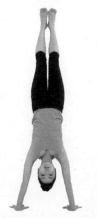

手倒立式

图 2-8-9

交叉腿体式：全莲花式、全莲花鱼式。（图 2-8-10）

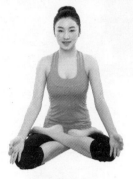
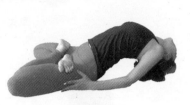

全莲花式　　　　　　　　　　全莲花鱼式

图 2-8-10

前弯体式：手杖式、单腿背部伸展、半莲花单腿背部伸展、半英雄坐姿单腿背部伸展、圣哲玛里奇一、双腿背部伸展、束角式、坐角式、龟式。（图 2-8-11）

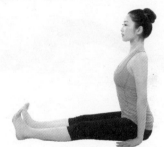
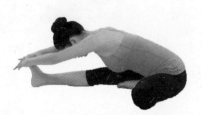

手杖式　　　　　　　　　　单腿背部伸展

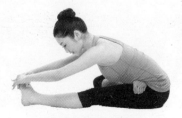
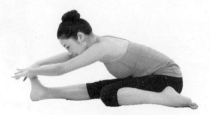

半莲花单腿背部伸展　　　　半英雄坐姿单腿背部伸展

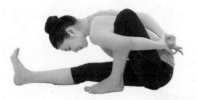
圣哲玛里奇一

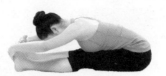
双腿背部伸展

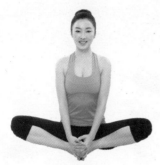
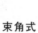
束角式

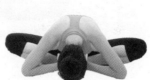

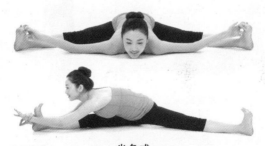
坐角式

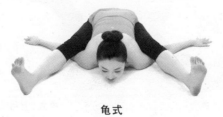
龟式

图 2-8-11

后弯体式：蝗虫式、双手抱头蝗虫式、眼镜蛇式、骆驼式、弓式、轮式（上弓式）。（图 2-8-12）

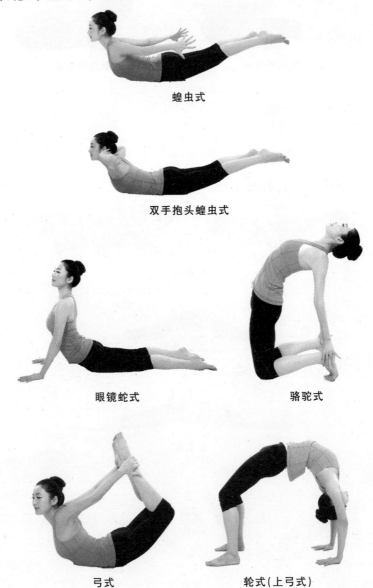

蝗虫式

双手抱头蝗虫式

眼镜蛇式

骆驼式

弓式

轮式（上弓式）

图 2-8-12

其他混杂体式:英雄坐姿、英雄俯姿、英雄卧姿、牛面式、船式、半船式、上伸腿式、双腿眼镜蛇式、鹤禅式、车轮式、拉弓式、毗湿奴式、瘫尸式。（图 2-8-13）

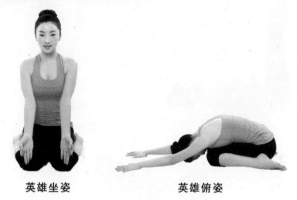

英雄坐姿   英雄俯姿

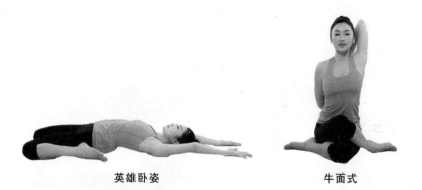

英雄卧姿   牛面式

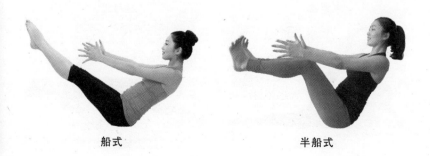

船式   半船式

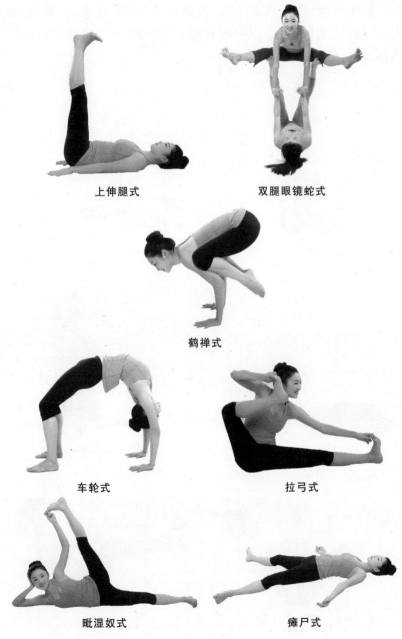

上伸腿式

双腿眼镜蛇式

鹤禅式

车轮式

拉弓式

毗湿奴式

瘫尸式

图 2-8-13

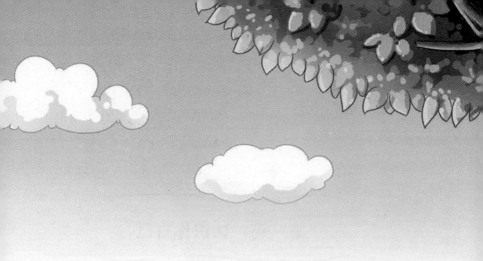

　　对他人来说是蜜糖一般的体式，对你而言却
可能是毒药。

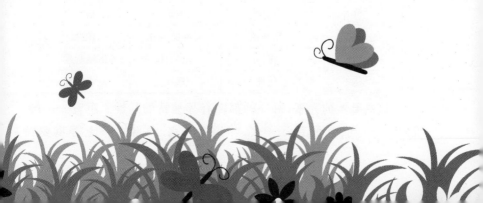

第三篇　认识你自己

一、五种基本元素

　　五种基本元素是存在于世界和人类的基本物质构成成分，称为场、气、火、水、土。这些元素涉及物质的空间态、气态、液态和固态等状态，以及它们各自的空间位置、运动、发光、聚合和密度的基本原理。因此，它们远比地球上可见的、有形的对应物更为精微和全面。这五种元素和思想都是由微小的、不可分割的质点组成的。

五种元素的特性

元素	要素	附属的	相关联的
场	声音	无阻碍	稀薄
气	触觉	振动	推动
火	光和色	温度的变化	转变
水	味道	流动性	流畅程度
土	气味	形状	质点密度

　　这些基本的元素，每一种都拥有其独特的品性。声音——场、触觉——气、光和色——火、味道——水、气味——土等重要特

性有相应的耳朵、皮肤、眼睛、舌头和鼻子五种感官把握。当它们没有被感知时,代之以五种附属的特性间接地通过皮肤觉察到。它们是无阻碍(场)、振动(气)、温度的变化(火)、流动性(水)和形状(土)。

既然一切存在都是由五种元素构成,人的身体也应该包括在其中。同样,宇宙的原理也适用于人体。但是身体有灵魂在其中,它是意识的根源,并且使之成为一个充满活力的有机体。为了完成生命的功能,五种元素组成三种能量,它们是 Vata、Pitta 和 Kapha,分别代表风、火、土三种能量。场和气构成Vata,火构成 Pitta,水和土构成 Kapha。

Vata ——生物的气液,它的意思是"推动、推进事物"。Vata能量是其他两种能量的推动力,没有了它的推动,它们将是不完全的,是不能运动的。它控制着感觉和精神的平衡和适应。

Pitta ——生物的火液,也译为"胆汁"。它的意思是消化、理解事物。Pitta 能量负责身体内部所有化学转变和新陈代谢的转化,也控制我们的精神领悟,我们认知真实和如实了解事物的能力。

Kapha——生物的水液,也翻译为"黏液"。它的意思是保持、控制事物在一起。Kapha 能量提供物质,给予支持,构成我们身体的大小。它同样为我们生活中的情感提供支持,涉及积极正面的情感特性,如:爱慕、同情、谦逊和宽恕。

二、三种能量的特性

每一种能量有其最主要的特征,我们可以按照这些特性认知它。这些特性中有一种过剩或缺乏显示出一种特定能量的过剩或缺乏。

Vata 的特性:干燥、轻、冷、粗糙、稀薄和激动。

Pitta 的特性:略呈油质、急剧、热、光亮、气味难闻、活动和流动。

Kapha 的特性：湿、重、呆滞、黏性、柔软和稳定。

每一种能量有一种它自己的特性，并且与其他两种能量之共有特征。然而，在共有特性的术语上是不同的。似空气的Vata 比似火的 Pitta 更轻些。似空气的 Vata 比似水的 Kapha更冷些。似水的 Kapha 比 Pitta 更湿、更具有油性。

三、三种能量的活动

风负责整个身体的运动，血液循环、呼吸、排泄、语言、感觉、触觉、听觉、恐惧、焦虑、悲痛和热情等情感，以及本能的冲动，胎儿的形成，性欲的活动与保持。

火负责视觉、饥饿、口渴、体温的调节、柔的光泽、高兴、智力和性能力。

土构成身体所有的固体结构，负责约束、坚定、忧伤、性能力、强度、忍耐和克制。

风是三种生物液中最首要的，它控制着其他两种能量，负责绝大多数的生理过程。由于这个原因，风的紊乱和失调比其他两种能量有着更为严重的后果，影响着整个物质身体和思想。在健康与疾病之间，始终关注我们的生命力是我们生活品质最重要的因素。火控制着身体和思想所有光明和热烈的外观与水平。土是物质基础，支持其他两种能量，也提供给我们情感秉性的稳定。

四、体质测试

Vata 代表风，它是轻、冷、干燥并且多变的。Pitta 代表火，它热、强，充满活力。Kapha 代表土，它滞重、黏稠、稳定。这三种能量分别对应人的某种状态。阿育吠陀认为，每一个人从出生起就带有自己独特的能量比例。通常我们的能量流会在这三者之间不断变化，但往往会带有先天性的偏重。当这三种能量持平衡状态，我们就说这是个人健康最为理想的标准。如果明显偏向其中一种,比如某人有 50％的 Pitta,那他的身体和行为就会明显表现出火的特性,我们就说他是火性人。如果介于火和风之间,我们就说他是火——风性人。

你可以对照下面的问卷,测试一下自己的体质类型。(A 代表风,B 代表火,C 代表土。)

(1)你的身高(　　)。

　　A.很高或很矮

　　B.中等

　　C.高大魁梧

(2)你的体格(　　)。

　　A.瘦而骨感

　　B.适中

　　C.胖大或肌肉发达

(3)你的体重(　　)。

　　A.很轻而且难以保持

　　B.适中

　　C.偏重,且容易发胖

(4)你的皮肤(　　)。

　　A.干而粗

　　B.温暖,偏油

　　C.冷,油性

(5)你的眼睛(　　)。

　　A.小,有些神经质

　　B.锐利,目光如炬

　　C.大,眼白多

(6)你的头发(　　)。

　　A.卷曲、干燥,发丝细,发梢分叉

　　B.发丝细,柔软、油性,易变白

　　C.头发粗,油,有光泽

(7)你的脸型(　　)。

　　A.瘦长脸

　　B.大小适中,有棱角或是椭圆形

　　C.大圆脸

(8)你的牙齿(　　)。

　　A.小而尖,不整齐

　　B.大小适中,牙龈敏感,易出血

　　C.颗粒大,排列整齐

(9)你的指甲(　　)。

　　A.粗糙,易断裂

　　B.粉红色,不易折

　　C.柔软,光滑,苍白

(10)你的手掌(　　)。

　　A.皮肤干,温度低,手指长

　　B.匀称,温暖,色泽粉红

　　C.手掌大而厚,手指短,掌心冷

(11)你的关节(　　)。

　　A.僵硬易折

　　B.关节松而润滑

　　C.坚固,润滑

(12)你的胃口(　　)。

　　A.多变,有时很饿,有时又毫无感觉

　　B.食欲好,喜欢饮食有规律

　　C.中等,但吃的时间很长,喜欢吃得很舒服

(13)你的消化力(　　)。

　　A.消化力不规律,时快时慢,肠胃脆弱而敏感

　　B.消化力很强,能对付任何东西

　　C.消化得慢,但消化力稳定

(14)易出现的消化问题（　　）。

　　A.胀气

　　B.泛酸

　　C.消化不良

(15)排汗情况（　　）。

　　A.少汗,没有体味

　　B.多汗,有明显体味

　　C.汗液和体味中等

(16)排便情况（　　）。

　　A.便秘,大便干燥

　　B.多而通畅,大便稀松,便色发黄

　　C.便色苍白,便量中等

(17)排尿情况（　　）。

　　A.尿少,无异味

　　B.尿量多,有异味

　　C.中等,有时有异味

(18)免疫系统（　　）。

　　A.差,容易生病

　　B.一般

　　C.很好,不常生病

(19)容易患什么疾病（　　）。

　　A.疼痛、炎症、精神紊乱、失眠、关节炎

　　B.发烧、溃疡、感染、心脏病

　　C.呼吸系统疾病,组织增生、良性肿瘤

(20)耐受力（　　）。

　　A.差,能量呈爆发式,但易疲劳

　　B.中等

　　C.耐受力好,能量启动慢,但很稳定,体力也很持久

（21）性欲（　　　）。

　　A.多变,不稳定,欲望强但精力不济

　　B.旺盛

　　C.低,但稳定,精力好,投入

（22）睡眠（　　　）。

　　A.睡眠轻,易失眠

　　B.既不沉也不轻,入睡快,醒得也快

　　C.睡眠深,有时会嗜睡,很难醒来

（23）记忆（　　　）。

　　A.记得快忘得快

　　B.记忆力好

　　C.记忆东西很慢,但很持久

（24）语言（　　　）。

　　A.语速快,有时会表达不清,言语散漫

　　B.尖锐,好争论,说话自信

　　C.语速慢,言语谨慎,话少,语音或优美或单调

（25）智力（　　　）。

　　A.反应快,有时会做出错误反应,冲动,适应能力强

　　B.实际、尖锐,有批判性

　　C.反应慢但准确

（26）对待矛盾的情感反应（　　　）。

　　A.情绪来得快去得快

　　B.火爆、易怒或自卫心理强,为人吝啬

　　C.反应迟缓,倾向于回避矛盾,徘徊不定

（27）社会关系（　　　）。

　　A.很容易攀上关系,但其关系肤浅

　　B.关系很好,且能支配他人

　　C.一开始很难确立关系

（28）友谊（　　）。

　　A.有许多朋友,但都不是深交

　　B.拥有许多密友

　　C.很少朋友,但交往很深

（29）积极的个性品质（　　）。

　　A.有适应能力的,创造力,直觉强,有艺术和哲学天赋

　　B.有勇气,独立、友爱,个性鲜明,是天生的领导者

　　C.仁爱、平静,多愁善感,有同情心,稳定,倾向于家庭

（30）消极的个性品质（　　）。

　　A.恐惧、焦虑、情感不专,神经质,不稳定

　　B.易怒、急躁,容易有挫败感和支配欲

　　C.贪婪、依赖,躲避矛盾

（31）诚信（　　）。

　　A.反复无常

　　B.强硬派,有决断

　　C.稳定,很难更改

（32）喜爱的气候（　　）。

　　A.喜欢热的天气

　　B.喜欢凉爽的天气

　　C.对四季都很享受

　　你可以计算自己的风、火、土比例,依据所占的比例来判断自己的体质类型。通常你不会只有一种能量,而是两种甚至三种不同能量交织在一起,但会有所偏重,随着身体状态发生变化,你的能量类型也会有所改变。

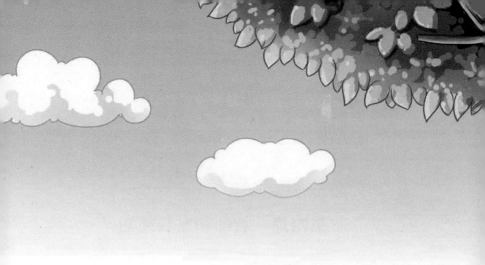

　　每个人心中都有一个内在的老师，而外在老师的存在就是为了教会人们聆听自己内心的那个老师。

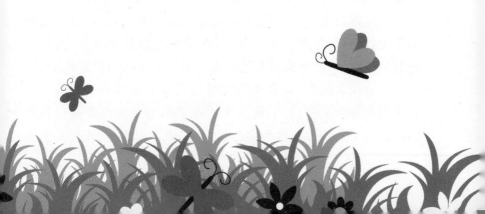

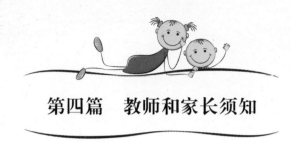

第四篇　教师和家长须知

一、像小狗一样去伸展

像小狗一样去伸展,像青蛙那样弯着腿,坐得直直的就好像一根棍子,像鳄鱼那样往前冲,高大得像一座山,收回四肢就像一只熟睡的海龟,别像一只沉船……

在瑜伽课堂上,我们会用许多这样的比喻来告知孩子们获得或者提高体式,这本书的构想就来自这些比喻。儿童瑜伽肯定是一个能够确保我们的孩子健康快乐成长的方法。

瑜伽的很多方面,像制戒、内制和体式都和孩子相关,当制戒和内制的原则加固于普遍的价值真理,如非暴力、清洁和满足,体式练习会帮助孩子们身体上的、感情上的和精神上的成长。从这方面来讲,瑜伽是正规教育的必要补充,通过进行这种非常美妙的、科学和艺术的练习,孩子们可以健康成长,并且在强健的体魄、清晰的头脑和纯净的心灵三者上达到很好的平衡。

在这项尝试中,瑜伽老师的角色是至关重要的。老师必须要理解儿童的天性,对不断长大的孩子的情绪和需要要保持敏感性。孩子的天性是富于创造的,他们极富表现力、外向并且生气勃勃,他们有胆量,也充满好奇并且真实、虔诚,他们的天性是积极的,他们动作快速敏捷,他们喜欢变化和新鲜的事物。

瑜伽体式是非常适合儿童的。他们富有想象力,体式练习是动态的、热情的、具有挑战性的,这些可以帮助孩子往好的方向发展意志力和敏感性,给孩子们提供了一个通过各种各样的体式练习来了解自己的途径。

童年和青少年时期是个变化的过程,从脆弱到强壮、从幼稚到成熟、从简单到复杂。因此,这项尝试的方法针对 6 岁、10 岁或 16 岁左右的孩子必须有所不同。

小一点的孩子应该从好玩的游戏里去学习体式,他们缺乏肌肉力量,他们不应该被强迫,他们喜欢动物和自然,能从这些动作里受到启发。

10 岁大的孩子是既合作又喜欢瑜伽的,他们敏捷但却不再脆弱,他们很乐于尝试各种运动。

对老师来说,青春期孩子的体式是一个挑战,他们正经历生理的剧变和心理上的混乱,瑜伽老师应该教授有助于他们克服尴尬与获得平衡的体式。

16~18 岁的青少年更强,精力更充沛,能够掌握一些细微的体式,他们可以被教授更多的技术,并且老师必须对他们要求更精确。这个阶段青少年练习的强度和持续时间都可以增加。

尽管有这些差异,但所有的孩子还是有许多的共同之处:他们喜欢动态运动和快速的变化,喜欢速度和多种类,在瑜伽体式上一定要让他们保持感兴趣,他们喜欢向后弯以及头倒立这些富有表现力和活泼的体式,虽然孩子是勇敢的,但他们并不是有勇无谋,他们都具有身体和情绪上的弹性。

瑜伽老师应该避免教授孩子深奥难懂的瑜伽,比如冥想、调息、班达和清洁法,这些练习有悖孩子的天性。但是瑜伽理论可以而且应该介绍给大一点的孩子,这应该是比体式次要的练习,应该以非正式的方式介绍给青少年。这也是本书的一大特色,让孩子们在相关的神话故事中去认识瑜伽。

最适合跟孩子介绍瑜伽的地方是学校,在一节瑜伽课上,建议老师最好能够根据孩子大致相同的年纪进行分组,根据他们的能力和喜好去教授教学体式,一步一步地使用有用的技术。

瑜伽老师必须鼓励孩子去练习瑜伽体式,这样孩子就会喜欢"像小狗一样伸展",喜欢"像青蛙一样弯曲四肢"。

二、瑜伽老师的角色

吉塔·艾杨格(Gita.Iyanger,B.K.S Iyanger 之孙女)说:"瑜伽老师的首要角色是要把瑜伽成功地介绍给孩子们,瑜伽老师必须能在学生中引发他们的好奇欲望,课堂是愉快的。"

因此瑜伽老师必须具有身体的敏捷性和精神上的敏锐性。老师应该是一个敏锐的瑜伽从业者,他应该能够和孩子们一起做体式而不只是对他们提要求。让他们按照命令去做,老师的主观态度至关重要。作为孩子主要是通过观察和模仿进行修习,孩子们的眼睛捕捉运动很迅速,但他们厌恶冗长的解释,不管怎样,快速和敏捷的运动很难解释,他们必须直接被教授,老师也应该迅速指出学生的错误,纠正和调整他们的动作。

孩子们需要很多的新鲜感和多样性,他们不想一遍又一遍重复同样的事情。如果他们被迫达到完美,他们是不喜欢的,而必须是循序渐进的。缓慢的课程是无聊的,它会浪费孩子的能量。有的老师进行得太慢并且会限制孩子的能力,其实老师应该教授快一点的动态动作,这才会吸引孩子,否则他们容易分心。孩子们充满了能量,我们不应该限制或者妨碍他们的能量。

在这里我想指出,有些老师认为只能教授简单的体式给孩子,这种战略不会长期奏效。尽管最初孩子们会毫不犹豫地练习简单温和的动作,但在几次之后他们犹豫去做这样简单的动作,他们会意识到,尽管不痛苦,但是这没什么效果。孩子们有潜在的力量和勇气,作为老师必须把它引导出来。

老师应该记住,孩子有惊人的防御能量,因此,伤害并不会轻易发生。如果在体式中出错，孩子们会在没有被告知的情况下就自行停止了。他们有自我保护系统，这是在这个年龄段所固有的，他们并不像他们的长辈那样坚强，尽管他们非常勇敢。

三、不同年龄段学生的特点

（一）年幼的孩子

老师和家长往往不是很清楚孩子何时应该练习瑜伽，8岁以上的孩子是适合练习瑜伽的，5～8岁的孩子也可以做一些体式。然而，正式地练习瑜伽对他们来说还是太早了，静态的练习不适合这个阶段的孩子，他们也没有能力去做动态的动作。这个阶段的孩子真的非常柔软富有弹性，他们的柔韧性、活力和弹性不应该被限制。小孩子缺乏肌肉力量，而且一堂持续20或25分钟的瑜伽课对他们来说会显得太长。小孩子应该能被允许随意地、有趣地去学习一些体式，孩子们应该自然地成长，训练不应该被强加得太早了。

（二）青少年

青少年时期的大致年龄在12～20岁，是儿童时期和成熟期之间的阶段。在这段时间里，大约14岁左右，儿童经历青春期巨大的生理变化，会超过心理的成长，瑜伽可以帮助孩子驾驭青春期前进的潮流，控制青年的能量。

1.青少年瑜伽生理学的重要性

瑜伽体式对生理和身体主要的益处是：

（1）促进血液循环保持身体的正常运作。

（2）滋养、刺激和维护重要的平衡，控制荷尔蒙的成长和发展。

（3）有助于建立有规律、简单的月经周期。

（4）改善消化和呼吸等功能，以便有更多的能量用于成长中的孩子。

(5)为大脑增加供血,从而提高大脑的能力。

(6)强壮神经,提高耐力。

(7)保证关节正确的结构,更好地发挥功用。

2.青少年瑜伽体式的心理上的重要性

瑜伽体式对心理和情感主要的好处是:

(1)通过调节内分泌腺体功能,帮助孩子培养自控能力,减少极端倾向行为(这往往出现在青春期)。

(2)通过调节肾上腺体,制止过度侵犯和亢奋。

(3)通过调节脑垂体和松果腺功能,矫正女孩子的抑郁。

(4)改善这一阶段的懒惰和嗜睡的普遍特性。

(5)建立自信,远离害羞和自大。

(6)控制性冲动。

(7)培养创造力。

(8)根据瑜伽的制戒和内制的原则,发展孩子道德伦理的品质。

3.女性生理期间

理想情况下,女性修习者在月经期间应该休息大约两天。然而,如果女孩在月经期间想要练习瑜伽,除了倒立反转的体式之外,其他体式是相当安全的,生理期间如果有过度的疼痛、出血或者其他异常,强烈推荐以下休式:卧英雄式(Supta vira-asa-na),鱼式(Matsya-asana),跟着是所有的前屈体式,紧随其后的是在椅子或者长椅上做倒箭式(Viparita Danda-Asana),在长椅上做桥式,最后是瘫尸式。

4.青少年瑜伽的备注

体式不仅仅是身体上的动作,它们对不断长大的孩子有深远的影响,这里有几个例子:

(1)站立的体式增强体质和建立耐力,减少僵硬和昏沉。

(2)拜日式(跳跃)可以建立力量和耐力,它带来新鲜感,让人远离困倦。

（3）反转的体式可以提高智力，它们增强胆量，有助于调节内分泌功能。

（4）两腿交叉的姿势和坐姿在髋、膝盖以及脚踝关节建立流动性，它们能改善呼吸和提高警觉性。

（5）前屈体式可以让人稳定情绪，让人冷静。

（6）扭转体式可以强壮后背，它们减少刺激，创建平静。

（7）俯卧以及后弯体式可以消除迟钝，提供能量。

（8）平衡体式富有表现力，具有挑战性，练习平衡体式能让孩子有成就感，建立自信心。

（9）腿部运动的体式带来力量的灵活性，建立腿部肌肉和关节的顺位。

（10）将身体打结的体式是有挑战性并且比较吃力，它们在为身体的重要器官改善血液循环的过程中是最为有用的。

四、瑜伽课程大纲

瑜伽是一个庞大且多元的体系，从哪个方面把瑜伽引进学校是比较困惑老师的问题。

体式是瑜伽的一个方面，应该被引进学校。体式是唯一用肢体展现的瑜伽，可以直接传授。通过正确的教授和练习，体式将提供给孩子们身体和心理的健康，让他们平衡成长。孩子的天性基本上都是活跃、外向的，他们喜欢体式带给他们的活动、动作和创造力。

此外，体式是安全的，可以很容易被教授和纠正。通过在中学练习瑜伽，孩子对瑜伽的兴趣会在这个合适的年龄被建立。再晚一些，大学阶段，当这些孩子更成熟一些，他们可以进行更高方面的瑜伽练习，例如呼吸控制、冥想和哲学。

有哪些体式适合孩子学习？有多少体式可以在学校教授的问题经常被提起？不幸的是，大部分学校和瑜伽老师在把瑜伽作为一门学科进行介绍时只能局限于一些基本的体式，如全莲花式、鱼式、弓式、眼镜蛇式、头倒立式、肩倒立式、犁式和其他一些很少的体式。然而教授学校里的孩子不应仅仅局限于少数的几个体式。孩子们学得很快,尽管体式是古老的,但老师必须创新以保持孩子们的兴趣。有时候瑜伽老师很担心教授孩子们各种各样的体式,例如:一些老师害怕教授孩子坐角式,但实际上坐角式对孩子来说是非常易于尝试的。更糟的是有些瑜伽老师自己都不尝试各种不同的瑜伽体式,他们将自己的局限强加给学生,有限地去判断学生的能力。

（一)儿童头倒立

有些老师担心教授头倒立可能会制约到大脑而伤害到孩子,这些恐惧是毫无理由的。实际上,恰当地练习头倒立,可以消除疲劳,使大脑更清醒。因为孩子们必须学习很多知识,他们应经常有规律地练习头倒立。

（二)对考试期间有帮助的体式

在考试期间孩子应该练习几个头倒立、肩倒立、犁式、桥式肩倒立和倒剪式,这些体式刺激脊柱,消除背痛和颈部疼痛,六头战神式可放松眼睛,事实上儿童瑜伽课程大纲应该包括消除疲劳和精神紧张。

（三)教学大纲和指导方针

完整而全面的大纲要求在学校教授瑜伽体式。对一个死板的教学大纲,孩子们往往会在课上失去兴趣。大纲应该从简单的体式向着复杂的体式前进。

孩子们首先应当被教授体式,学习正确的生理结构,建立力量和灵活性,打好正确的基础,老师应该继续教授给孩子更复杂的体式的生理和心理作用。下面是一堂瑜伽课程通用指南的基本要求和序列:

1.站立体式:三角伸展式

2.坐姿体式:英雄坐

3.前屈体式:坐立前屈式

4.倒立体式:头倒立

5.仰卧体式:鱼式

6.俯卧体式:蝗虫式

7.侧面扭转体式:坐立侧扭转式

8.后弯体式:上轮式

9.手臂平衡体式:脚交叉双臂支撑式

10.腿上动作体式:卧手抓脚趾腿伸展式

11.身体打结体式:瑜伽睡眠式

瑜伽体式常常被误认为是扭曲身体,老师应该解释技术娴熟的练习者不是在扭曲身体,熟练的练习瑜伽体式意味着在不同的体式当中正确地配置四肢、肌肉和器官。

最后,我们应该注意,瑜伽必须以某种能吸引孩子的方式教授给他们,即快速和动态的动作。如果瑜伽老师不能了解少年儿童的心理,那么针对中学生的瑜伽课将是一个巨大的失败。

五、传授瑜伽理论

瑜伽理论方面的东西可以在高中时期来教授,但不能把一个单独的理论分割开来开课,孩子们不喜欢正式的瑜伽理论课。另外,老师在教授体式时谈及体式的重要性,孩子会留意到解剖学、生理学和其他方面,从而在不经意间学习,孩子们也喜欢听神话故事和了解体式名字内在的意义。

偶尔简短的对话可以被赋予主题,如:

什么是瑜伽? 关于八分支的谈话会增加他们的知识(见前面的理论章节)。老师一定不要尝试教授深奥的哲学概念,这种抽象的理论不适合孩子,以他们的个人经验来讲,他们不易理解,老师必须使用简单易懂的解释和信息给他们,就像本书在前面章节所给出的大量寓意深刻的故事。

六、适合儿童少年的动态方法

如果教授孩子们太多的静态体式,在那里他们要保持姿势并做出周全的调整,孩子们会无聊和分心,孩子们需要活动和享受运动,因此,儿童需要首先学会一种包含了许多快速、有力和能量运动的动态方式。

动态的练习激活闲置的关节和肌肉,使僵硬的身体变得柔软,为孩子们做好准备,之前没有轻松完成的体式,现在都可以完成。

动态和快速的运动对精神上也有积极的作用,能消除嗜睡和恐惧对自由运动的阻碍,逐渐培养孩子的勇气,"清洁大脑",使孩子保持清醒和新鲜感。

实现动态效果的体式应该串联在一起,接二连三地进行。最初在练习体式时要强调速度,但再晚一些,速度必须要结合精准度和优雅,这里有几个体式串联的例子:

1.练习向太阳致敬式,包括了山式、上手掌合十式、下犬式、上犬式、鳄鱼式在一个序列里,这几个体式可以进行各种排列和组合。

2.在一段连贯的站立的体式练习中不用每次都回到山式。

3.在站立体式里从右侧开始连贯的序列,然后再练习左侧。

4.混合练习:三角伸展式、半月式、战士二、侧伸展式、扭转三角伸展式、加强侧伸展式、单腿垂直伸展式、手抓大脚趾式(单腿)……这些体式连续不断在右侧进行,同样的序列可以在左侧重复,可以有几个这样的序列。

5.结合两种或两种以上的体式序列反复地练习。例如:加强侧伸展式,单腿垂直伸展式。

6.反复练习船式、犁式和每一个坐姿前屈。

7.结合不同的体式,从向太阳致敬式序列到站立和站立前弯体式。如:四肢支撑式、上犬式、下犬式(迈步向前)、三角式(双手撑地、撤腿向后)、下犬式……

8.所有的前屈动作不间断地先完成右侧的练习,再进行左侧。如:单腿背部伸展、半英雄单腿背部伸展、半莲花单腿背部伸展、圣哲玛里奇一和双腿背部伸展。

9.将前弯体式与侧向扭转体式相结合。如:单腿背部伸展、半鱼王式、圣哲玛里奇一和双腿背部伸展。

10.将前弯体式和后弯体式结合起来,例如:单腿背部伸展、轮式、双腿背部伸展、轮式。

11.将一个前弯体式和一个后弯体式像链条一样连接起来。如:眼镜蛇式、骆驼式和婴儿式。

老师如果以这种方式向学生教授,可以开发学生的优雅、技能、自由性、勇气、速度、稳定性、某方面的平衡以及身体和精神的控制能力。老师可以也应当根据以上的例子添加其他不同的序列,从而让孩子享受到各种各样的变化,并从中获得益处。

七、呼吸控制、清洁法和班达不适合儿童

慎重选择儿童瑜伽课程大纲应该涵盖的内容之外,现在让我们来考虑哪些方面的瑜伽可以省略。

（一）呼吸控制 ——受控和意志的呼吸

一个谨慎的瑜伽老师必须反对教授孩子们呼吸控制,因为这有悖于儿童的天性。呼吸控制需要稳定、严肃和敏锐的观察力,但儿童的天性是好玩的、淘气和不安分的。儿童心理学是这样认为的:当他们在一起时,不太容易严肃,也不太容易被控制。如果他们被要求闭上眼睛太长时间可能会突然间大笑起来,也可能因为某些指示或者指出一些结构细节而大笑或变得淘气。孩子的身体不能应付呼吸控制,如果孩子们在静坐时被要求下沉脊柱(尽管在体式练习时他们能比成年人更好地激活脊柱)。此外,如果一个孩子被要求有意识的呼吸,他的胸部和腹部会机械地运动。

在精神层面,呼吸控制对于儿童是一个单调无趣的事情,不会激发他们的创造力,他们不会在这里找到任何富有表现力和让人印象深刻的事情,也不会在呼吸控制练习里找到任何直接的结果和成就感。

从生理学上讲,呼吸控制是不适合儿童的,风箱式呼吸控制法是具有危险性的,可能会破坏脆弱的血管和脑细胞。事实上呼吸控制可能导致孩子过早老化,因此,孩子们不应该被教授呼吸控制。

那么人们应该帮助孩子为以后重要的呼吸控制做什么准备呢?如果在教授瑜伽体式的同时,年纪稍大的孩子能够意识到自己的呼吸模式,这就是在为以后做足准备。比如:1.手杖式——自然呼吸;2.单腿背部伸展(双手上举)——吸气;3.单腿背部伸展——呼气;4.单腿背部伸展(双手上举)——吸气;5.手杖式——呼气。

当孩子们厌倦了练习动态体式,可以教授他们利用扩张胸腔的方法来休息,他们会很快恢复,并且通过实践学习到正确呼吸的重要性。由于体式能够清洁内在身体,某些体式也可以用来给孩子们的调息做准备。

然而,如果一个老师或者父母非常热衷于教授孩子们调息,那么第一阶段的调息法(间断式吸入:吸气2秒,再吸气2秒,再吸气2秒,直到肺部充盈再呼出),也可以让他们练习4~5分钟。

(二)清洁法(Shatkriyas)——六步清洁的练习

《哈他瑜伽之光》中明确指出清洁法并不适合每一个人。

这些清洁法只针对那些体液完全污浊的患病的人,这些清洁法是习惯使然,那些习惯性练习它们的人其常规的功能会有些麻烦,例如在不练习清洁法时也要清空肠道。

《阿育吠陀》也不建议儿童练习清洁法。据《阿育吠陀》的理论,因为14岁以下的儿童属于土性的特质,他们应该避开所有有净化治疗的清洁法。相反,孩子应该由安抚性治疗来引导。

此外,清洁法是不易实行的,并且在卫生方面也存在一些问题,比如在进行清洁法时需要有干净的线、清洁的水和其他的设施。实际上,清洁,即帕坦伽利讲述的内制的第一步,对孩子们来说就足够了,教孩子们刷牙、清洁舌头,清理鼻孔,有规律地运动肠道、洗澡并且养成好的习惯,这些就够了。此外,孩子们如果规律地练习瑜伽体式,那么他们的消化和排泄等生理功能也会大大地改善。

(三)班达(Bandhas)——特别收束的姿势

不应该教授孩子收腹收束和其他的收束法,因为通过这些姿势的练习,孩子们会对自己的下腹部和生殖器官过分好奇。小孩子这些器官的功能还没唤醒,如果孩子练习这些收束法,他们的生理功能会在青春期来之前就启动,这样的结果是,男孩子会过早的遗精。使儿童在心理尚未成熟时而生理过早成熟,这会有损孩子们的健康。因此,不应该教授孩子们做收束法。

八、瑜伽课堂中的教学技巧

(一)教室的布局

根据教室的形状和要教授的瑜伽体位类型来确定教室的布局。

教师的位置要安排在教室的前面。尽量让所有的学生都能看到这个位置。总的说来,教师与最远角落的学生距离应该最小化。在一个长方形的教室里,教师的位置应该沿着其中最长的一面墙壁安排在中间。

教师的位置应该远离教室的主要出口,或安置在与教室出口相对的方位,这样可以减少干扰。如果教师的位置被安排在出口处,就会因为学生的进进出出而受到干扰。如果有可能,把教师的位置安排在沿其中最长的一面墙壁,这面墙尽可能没有镜子、窗户、图片和狂野的颜色或物品等干扰。

瑜伽垫的布局应该是整洁而整齐的。它们可以摆放成几排或几队,那样就能以有效率的方式观察到学生。瑜伽垫整洁的布局可以在教室里创造一个积极的局面。在一个长方形的教室里,瑜伽垫的摆放应该与短的那面墙齐平。

如果教室相对上课的人数来说显得相对较大,应该把瑜伽垫摆在一个相对集中的地方,这样对于师生间的交流才会是高效率的。比如说,在一间宽大的教室里只有七八个人上课,那么应该把学生组织在靠近其中一面较短的墙壁,或是其中一个角落,这样墙壁就会作为学生的视觉参照。如果使他们处于一个巨大的教室中央,并且远离墙壁,就很难去参考自己的身体和空间。如果教室很大,而学生能被集中在靠近墙壁的地方,可以增加教师的音质和音量。同时,学生应该和墙壁保持一段距离,以免动作受到阻碍。对于有 20 个学生的教室来说,分成四排,5 个学生一排,或分成三排,7 个学生一排,这种布局方法是最为有效的。

(二)开始上课

1.课前

提前 10~15 分钟来到授课地点,这样你就有时间让自己沉静一下。不要气喘吁吁地来到教室,这样对学生是不负责任的。因为你自己的呼吸是紊乱的,这样会影响你的内在能量状态,呈现不出最好的东西给学生。

在进入教室时就建立一种基调。从最开始,你的主要目的就是帮助学生去意识到他们的价值。爱护每一个学生并友好地对待他们,哪怕你在私下对某人是有看法的,在课堂中也不应使任何人感到自己被区别对待。给予新生一种特别的欢迎,与他们握手并做自我介绍;给予他们引导和建议,比如怎么摆放垫子,在哪里取用辅助设施;当他们安定下来,应该询问他们是否有任何身体局限或疾患。

在课程开始前是询问学生是否有任何身体问题或受伤的最佳时间,把有问题学生叫到身边,让他们把情况告诉你,这比让他们向整个教室宣布自己的问题要体贴。

2.课程开始

准时上课,这是对学生的尊重。很多学生的时间并不多,为了来上课他们可能牺牲了做其他事的时间。准时上课可以创造一种随着时间推移的能量动力。尊重时间,也就建立了课程的目的和纪律。

要求学生找好位置坐好,要用心、恭恭敬敬地坐着。提醒学生,他们的座位是充满了荣誉和尊严的。

提醒学生他们的价值,完整和善良。把他们看成是唯一的、特殊的个体。

创造一个神圣的空间。要求学生坐好并调整呼吸,融入当前的环境。进行冥想,从而让学生想起他们自己的真正本质上的美丽和善良。简单的反射和让学生记起他们最自然的本性和伟大品质,可以提升教室的能量。可以创造神圣空间的其他因素有:干净,整洁和组织良好的教室。作为教师,要恭敬地、用心地、充满爱地在教室中走动。

在这个神圣的空间内,由学生制订他们的课程目标。询问学生他们想从课程中得到什么。提醒他们瑜伽的最高目的,让课堂成为一个灵性的环境。同时,告诉学生不管他们的目标在一个什么样的水平,无论是身体上、情感上或精神上,都是适当的。问问他们对这节课有什么可以提供或想提供的。

建议学生致力于一个更高的目的。了解他们将致力于什么。

邀请学生放松掉那些阻碍他们认识自己的想法,让他们在放松接受的状况下,邀请他们迎向瑜伽的恩典,去了解和实现课堂所设定的目标。

用唱诵和祈祷呼唤对课堂神圣的祝福,以实现课堂的目标。

以建立灵性的意义所谓课堂的开始。提醒学生瑜伽是种灵性的学习,告诉学生你设定的课堂目标或态度。

保持简短的开场白。

（三）教授课程

1.教学指导

只凭自己的经验去教学。在教学之前,综合书上或其他老师身上所学到的所有知识,运用到你的练习和经验当中。换句话说,如果你还没有完全把这些知识吸收到自己的练习中,就不要去模仿和重复别人的教学指导方法。

要把所得的信息和自己已经认为是对的信息不断做出比较。把这些所得知的知识运用到自己的练习中,不断体会这些知识,从而验证它们是否真实,思考为什么你也可以运用这些知识。随着自己逐渐地把这些知识结合并且更加充分地运用到自己的练习和经验中,你的教学会变得更有力量,更加诚实。随着这种结合程度越来越接近完美,你需要指导的细节将会变得很少。学生可以直觉地知道教师在什么时候把知识结合到了练习中。非语言的传达常常发生在教授你的个人经验时。

2.与学生的心相连接

与学生热情地或发自内心地交流,而不是冷淡地与他们的身体外表去交流。当你的指导与学生的心相互连接时,学生的整个身体同时也会做出反应。

把自己的感受融入学生的身体,在精神上和情感上都是。更好地去感觉他们在练习一个体式时的感受,这样不仅会使你的指导对学生来说更有效,而且学生也能更容易地吸收。

当时机合适,可以与学生分享个人经验,这些经验支持着你特定的教学主题。这样不仅有助于明确教学主题,还可以使你更紧密地与学生联系在一起。

一般情况下,在做指导时采用站姿和在教室中缓慢走动的方式,比在教室前面表演自己的动作,能更紧密地和学生联系在一起。在教课时,如果自己不示范动作,你可以更加自由地去表达,而当你在教一个动作并对这个动作进行示范时,你会趋向于脱离学生。这样的指导听起来就像是一个遥远的报道。你会因此变得内向,并停止对学生的教学观察。同时,你示范的动作难度可能会比大多数学生能做到的程度都要深。那么,你的教学指导对于那些在你的能力水平之下的学生而言,将会显得毫无效果,毫不相关。

当学生在练习坐着扭转或其他身体和脸背着教室前面的体位时,你应该处于学生可以看到的位置。在这种情况下,一个非常好的教学技巧就是走向学生面对的那面墙的方向。当他们做另一边时,同样走向学生面朝的那个方向,面对学生。

当呈现出要说话或体位指导时,与教室中那些脸上洋溢着热情和积极表情的学生做眼神接触,而不是与那些毫无兴趣或不满的学生做眼神接触。

3.教课的开场——课程开始

在课程的开始时,简要地介绍你当天教学的主要概念,就目前的课堂主题做概要说明而不必进行过多的解释。学生在开始活动和感觉他们的身体之后就会更了解你的课堂主题。

从一个主要教学点或教学概念开始。比如说,你可以通过练习腿部的肌肉力量来体现果断的内心品质。如果你以两个或两个以上的教学概念为开始,如肌肉力量和开髋,或者两个以上哲学观点,你会使学生觉得超负荷,跟不上你所说的。一旦学生能在他们的姿势中表达最初的内心品质,每次介绍一种主题,如果断,然后增加另一种品质,如接纳,会更加容易。

起初,用简单、容易和清晰的例子向学生介绍哲学理念或课程主题。如:在练习树式时,通过在腿部运用肌肉力量来体现果断;在练习树式时,通过在腿部和臀部运用被动延伸能量来体现接纳,使身体不晃动。

以一个基础的体位或热身动作来开始课程,如:清楚简单地说明你的主要教学观点,简单地练习,动作要有活力。

不要一开始就很详细地讲解在其移动或运动中都很微妙的一个动作。只有在顺位要点很少的时候,学生才能有内在的体验。可以以山式作为课程的开始。

教学应该视大部分学生的水平而定。如果你只按照最基础的学生的水平去教课,课程进程将会很缓慢,很简单。如果你只按照难度水平最高的学生的要求去教课,那课程就会变得快速而困难。通过提供体位的变异、阶段、修改或特殊指令,你始终可以让水平最基础的学生和水平难度最大的学生都可以同时适应。所有的学生都应该得到适宜的指导。

4.有系统的体位教学

以基础的指导开始,慢慢进入对更加复杂的想法和顺位的指导。对完全没有经验的学生,按照优先权的顺序,主要注意:(1)给他们力量,使他们建立信心,感受自我价值和内在的善良。鼓励培养坚持不懈接纳的品格以及毅力。(2)通过身体表达一种灵性瑜伽的态度。(3)建立一个良好的体位基础。(4)不用过于详细就可以让他们做到体位的最后阶段所展现的大体外观。对移动而不是动作,做更多的指导,这样可以使这些初学者做到体位的大概外形,而不使他们感到混淆或心理上的压抑。当你在帮助学生时,重点放在一个或两个主要动作上,把他们的身体外观调整在一个相对对称的和平衡的形状就可以了,不要试图让动作完美。

重点放在体位的移动、表演、乐趣和享受上,而不是严格地保持在某个体位。这有助于减少初学者对因拉伸僵硬的身体而产生的不舒服的厌恶感,以及有效地帮助他们提升灵活性。

具体有以下作用:增强他们对外在身体以及呼吸的意识和敏感,集中提升他们的警觉,以及身体展现的能力。稳定和加强外在身体。建立强度、弹性、耐力和精力,从而增强思想和身体的结合。有了强度和精力,学生就可以长时间地保持一个体位。这给予他们更多的时间去享受一个体位,温柔和自然地打开体位。此外,当身体有了一个良好的稳定性,肌肉更有力时,延伸能量向外扩展时就有一个抵抗力,从而极大增加灵活性。通过积极地从内向外扩展和延伸来提升灵活性。建立起内在力量和积极的延伸能量的强度。增加身体内在的觉察。

以学生可以吸收的速度逐步地增进指导。每次就只集中在一个主要的原则或动作上。以每个学生都可以吸收和理解的节奏说话。每句话之间做停顿,让学生有时间吸收信息。在做指导时要停顿,给自己时间去观察你所说的学生是否有跟上。重复并且回到要点多次。

教体位时要强调基础动作,而不是难以理解的顺位要点。顺位指导的详细解说是对水平较高的学生进行的。要围绕重点,且不因较小细节而转变话题。在学生理解基础体位之前,不能教一些没有必要或不常见的修改体式或更加高难度的变体。除非所有的指导对学生都没有帮助,否则不能用花招或怪异的招数来帮助学生。

做顺位指导时首先要调整身体的主要部位,如:腿部、骨盆、肩膀或手臂。然后是与身体有着微妙关联的部位,如器官或大腿内侧。与内在身体相比,大多数学生更容易感受到联系到外在身体的大块肌肉群,如大腿肌肉、背部肌肉等。

在给予顺位指导时,身体应以一种有顺序的方式,一个部分到一个部分的移动,不能任意跳过另一个部分。比如说:从手到脚时,就不能跳过骨盆的部分。这样随意跳跃的指令会使学生很难跟随。以一种有顺序的方式逐渐地进行指导会使学生产生一种更加巨大的融合的感觉。

5.教一个体位

(1)允许学生有一两个安静的呼吸来使心脏软化并扩展,允许他们放松或消除自己导致紧张和局限的身体感觉,打开内在的巨大和伟大的潜能。

(2)给予呼吸指示来增强认知。比如,把吸气和果断联系起来,把呼气和接纳联系起来。

(3)对体位的根基建立和对齐最初的体位的外观做指示。要建立根基就必须要把最初与地面接触的身体部位定位好。在设置根基和让学生进入体位时,教师的指示措辞要简洁易懂。初学者将需要更加详细的解释来合理地对齐根基。而对于很有经验的学生就一个基本体位给予所有详细的技术要点就显得没有必要。

(4)一旦根基建立好以后,指示学生通过向焦点方向集中来自根基和身体远端部位(脚,手或头部)的肌肉能量,以及向身体中心轴内收,去创造稳定性。使结合你的指导,通过整个身体将能量一部分一部分地逐渐往上移动。这里的重点就是以自我拥抱的态度,把所有部位吸收进一个整体。态度指导在所有的阶段都很重要,因为它们促进着内心,而内心是主要动作和顺位背后所有能量的基础。

(5)通过循环和螺旋来建立体位的具体外观和顺位。重点特别要放在从根基的顺位到焦点。当指示手臂向内旋转时,从根基向焦点方向移动。当指示肩膀外部旋转时,从焦点开始,朝着根基以及身体远端部位移动。

(6)一旦体位最后阶段的外形建立稳定后,做延伸能量沿着中心轴,从能量集中点向根基以及身体远端部位的扩张的指导。在向上和向外延伸之前,通过肌肉能量集中往下扎实根基,

(7)在体位的收拢和展开之间找到一个平衡。平衡两个相反的动作将有助于学生连接到其内心。

根据态度和特殊的内心特质即课程的主题运用所有这些指导。保持态度和心灵的连接。一旦学生在体位的最后一个变化式时,只需要强调一两个顺位要点,让学生更加充分专注在你所强调的内心品质上。

6.结合态度动作

首先要做可以激发一个特别态度或内心品质的指导(如：勇气,乐趣,果断,接纳),然后给予那些连接态度的顺位,身体内在运动和外在运动的指示。比如说："现在我们要做战士一,一个战士的姿势。以山式站立,缓慢地吐一口气,使你的面部柔软放松,并将一股围绕在你周围的并且存在于你体内的更大的能量打开。呼气,释放所有虚弱无力的感觉。这股能量完全支持你,它就是你的庇护所。深深地吸一口气,挺胸,知道自己可以利用这不可限量的能量。在内心保持这种强烈的感觉。双脚打开到一定宽度,用战士的力量,有力地往上收紧腿部的肌肉。保持腿部的稳定,从心开始延伸手臂,并举过头顶。深深地向内转动你的左脚和左腿,然后向外转动右脚90度。髋关节调正并与你的前脚成一条直线。当你往后移动坐骨并使其张开时,把你的大腿根部向后推。脚跟扎地,保持腿部有力的伸直,往下并内收尾骨,利用腿部的力量使尾骨向着地面的方向延伸,从腰部开始带有谦卑的稍微前弯,提起肾脏并使其回到背部。带着勇气挺起胸部,不使肾脏往下。保持挺胸和肾脏的浮起,弯曲你的右腿成90度。每一次吸气,将战士的勇气从内在提起。每一个呼气时,谦卑地使内在软化。"

当你添加了一种特质或特别的目的所激发的态度或情感上的品质到你的体位指示中时,你可以激励学生用更加充实、更加强大的内在力量,以及更加伟大的内心去表达他们的体位。如果指示是从内心到外在,学生就会更容易去感受体位,更能整合以及达到艺术上的满足。

给予身体外部的指示越多,学生越会脱离他的中心,并转移成一种线状思想。没有提及内心品质以及给予顺位细节的多样性,学生的呼吸就会受到抑制,变得僵硬和紧张。相反的,心灵导向的体位指示,所带来的内在能量的转变才是真正的瑜伽。

7.简单的语言

运用很容易理解的简单语言。考虑到学生的个人情况,根据其文化、教育和经验来决定你教学中运用的合适语言。必要时对专业术语进行解释,哈他瑜伽术语、梵文词语或者哲学术语,一些学生可能无法理解,你都应该做出清楚的解释或避免使用。身体的具体部位,如尾骨、股骨或骶骨都应该明确在身体上指出。

8.连接

通过"连接"指示,使身体一个部位的运动和另一个部位的运动结合成一体。比如:在大脚趾的指根用力下压的同时,大腿肌肉向外旋转。用这种方式系统地把身体的主要部位和整体连接起来,使得身心得以协调,意识被均匀地分散到整个身体。

给予运动方向,对运动的起发点和运动的方向都给予名称。比如:从膝盖内侧向脚跟方向拉伸。这也是一种更好的身心结合的方式。大多数运动都是朝着焦点或从焦点出发的,把一个体位的运动和顺位与下一个体位的运动与顺位连接起来,这样在体位的练习就会有连贯性。

从开始到结束,把学生的意识与体位的每一个阶段连接起来。从体位开始,即建立根基开始,到结束,即当你完整地练习完一个体位以后,整个过程都要进行连接指示。很多时候,学生只是在做到体位的最后一个阶段的动作时,才开始注意平衡运动。瑜伽贯穿了体位的每一个阶段,而不仅仅是最后的外观。

9.呼吸指导

所有主要的运动都要结合呼吸。例如:"呼气时,髋部折叠向下。""吸气时,挺胸,双臂高举过头顶。"教师要有效地说明呼吸的指令,从而使学生协调自己的呼吸。还有,教师必须和学生处在同一个呼吸节奏。指导呼吸的指令可以是这样的,"现在吸气并抬头……",这样他们就可以按照自然的节奏去呼吸。

当学生呼吸的频率不一致时,用一种可以允许他们用自己的节奏去调整他们的移动和运动的方式,给予他们相应的呼吸提示。例如,"在你的下一个呼吸结束时,屈膝,向前跳"或"以自己的呼吸节奏,享受一个深深的吸气,和一个缓慢,柔和的呼气"。这些指导可以引导学生找到自己的自然节奏。相反的,如果你没有结合学生自己的呼吸节奏,而只是说"现在吸气,呼气……"就会导致学生过于紧张,可能会使其失去一些与自己的中心有关的内在敏感度和连接,以及造成其内在能量流的减少。

在给予任何教学指导时,教练的完整均匀的呼吸也很重要,特别是有关呼吸的指导,那样,所教体位的速度和计时才会是有节奏性的和平衡的。

10.积极命令和被动指示

积极命令要求学生做出行动和付出自我努力。命令有:压,吸取,放,稳固,拥抱,延伸,延长等。积极命令同时也给予肌肉或延伸能量进行的方向,比如"大腿肌肉向着腿骨的方向去做一次拥抱,从脚往上,向臀部的方向拉伸"。

学会将积极命令变成间接的命令。比如,把运动性指示词"压"变成"往下压",就变得不那么直接有力。间接命令作为连接指示,可以适当用在积极命令之后,例如"手掌完全压住地面,往心脏的方向拉伸手臂肌肉"。

被动指示让学生体验"不用做",以及客观地去感觉或观察他们的体位状态。这有助于创造一种静止,安逸和反省的状态。被动指示的词语包括感觉,领会,检查,反射,确定,融化,软化,放松,允许等。

不能用一个被动的指示去命令一个行动。比如"感觉你的肌肉往上拉",这种说法就没有积极命令那么有效,如"往上拉起你的肌肉"。

通过合理地运用积极命令和被动指示,教练在任一个体位中就可以创造一种努力和放松之间的平衡。比如"让肌肉去拥抱骨骼,感觉腿部的安全感和稳定性"。一般来说,被动指示都用在积极指示之后。

交替使用积极命令和被动指示。在体位开始时运用被动指示,可以让学生感觉到自己所处的位置。然后用积极的命令告诉学生该怎么做,让学生去感觉或意识到行动的作用。

总结:

通过唤起态度品质和允许学生去感觉内在来设置一个环境(被动),利用积极命令去创造体位(积极),引导学生歇息和从内在去体验体位(被动)。

11.明确的指示

给予学生的指导要直接、简明和有力。比如"我们现在要做山式站立"就没有"山式站立"这个简单的命令式口令那么有效。明确地告诉学生怎么做一个动作。比如,在教战士二时,简单地说"髋关节保持水平"或"从心开始延伸"或"腿部向下"是不够的。更清楚更有力的说法应该是这样的:"从肚脐开始,用持续的勇气,从腿部后面往地面方向延伸,直到髋关节成水平线。保持腿部的稳定,从心脏方向向外胜利般的延伸,并通过手臂到达手指尖。"

根据运动的方向或身体的具体部位,给予明确和清楚的指导,特别是当学生有可能看不到你的时候。不能用"往那个方向移动身体的这个部位"这样含糊的方式来做教学指导。一般情况下,避免用"这"和"那"这样的代词来代替精确的术语。

你的指导要果断,具有威望,不要给学生太多的选择,不要任由学生,特别是初学者来做决定。比如说,以下的表达方式就可以产生混淆:"如果你愿意,可以借助瑜伽砖来帮助这个体位,你可能需要一个辅助设施"和"如果你喜欢,把脚放在这边"。在这种情况下,你需要更加果断地给学生做出引导。

当你要把哲学的理念引入到教学当中,先以理念为背景开始。在要求学生得出一个有关这个理念的观点之前,要么先告诉学生你对这个理念的想法和经验,要么让学生做出一个和这个理念有关的体位。例如:如果一上课就立刻给学生这样一个问题"仔细考虑你是怎么理解平衡的",学生可能会感到很迷茫,因为你还没有给予他们足够的指导。相反的是,你可以让学生做一个平衡动作,然后对他们询问,即为什么可以或者不可以很容易保持平衡,做出指导,从而在想法上给予学生关于哲学理念的引导。

12.专业指示

清楚区分开基础或标准指示与顺位指示。例如,在教战士一时,"尾骨内收,从骨盆中的焦点开始直直向上延伸,到达指尖……"这样的指示被认为是标准指示。然而,"从你的肾脏开始前弯,身体向前倾斜,到膝盖的上方",这是辅助指示,用于教战士一时的肾循环。在做辅助指导时,要清楚地告诉学生,那样他们就不会总是按辅助指导的要求去练习体位。

把适用于所有学生的一般指示和适用于个别学生的具体指示清楚地区分开。要对个别学生做具体指示,先称呼这个人的名字,那样就可以很清楚地表明这个具体指示是只针对这一个学生的。另一个区分开个别指示和普遍指示的技巧就是,用轻柔的语气去告诉个别学生,那样教室里的其他人就不会听到这些个人指示。

13.方向

当你和学生一起做体位时,要"反射"学生。反射的意思是镜面示范,以与学生相反的方向去做体位。告诉学生那是镜面示范,那样他们才不会混淆。

一个简单的反射技巧就是观看一个学生,针对那个学生来指导体式,而不是一边做体位,一边说与自己相反的方向。另一个技巧是用前面腿或后面腿来代替左腿或右腿。把移动方向或运动方向与学生的前面和后面，左边和右边，或身体部位，或教室的部分联系起来。

14.加深学生的理解

指示为的是创造性地理解、感知清晰和辨别力。鼓励学生去打破机械的行为或不用心的习惯。在做体位时，问学生有关于他们经验的问题，有助于帮助他们变得关注当下。询问他们行动的质量或身体局部的位置，比如"哪一条腿是有延伸能量的""你的前脚指向什么地方""你的膝盖转向内还是外"，这些问题可以鼓励学生更深入地去发现和探索体位以及顺位通用原则。疑问有助于使得感知和意识变得敏锐。

利用对比。叫学生移到一个方向，去感觉；移动到另一个方向，感觉有什么不同。对照是传达你希望提出的观点的一个非常有效的教学工具。一般来说，你的指导用语要积极，避免使用否定语。如"伸直你的腿"而不是"不要弯曲你的腿"。

15.观察

你观察的质量会因你对学生的在乎和尊重而精进。你越在乎，你的观察就会变得越敏锐。当你给予指示时，要观察整个教室和所有的学生。首先在学生身上看到真善美，然后再寻找怎样调整主要的不顺位来提高和完美。

教你所观察到的。在给予指示后，停顿并观察指示如何被执行。指示应该建立在观察的基础上，不要只是按谱授课。在给予了主要的指示后，停下来，观察学生的反应。如果你的指示没有被执行，就重复一遍或重新措辞。

在教室里来回走动，观看所有学生并从各个角度去检查他们的顺位。在走道上来回移动，快速地观看学生。要有组织地在教室中走动，那样你不会错过任何一个学生。如果学生躺着时，轻轻地走动以避免在教室里发出太多的噪音或脚步声。

对有受伤和缺陷的学生，或者有特别需要和情况特别的学生,如:怀孕、月经、血压不平衡等,要有规律地观察。用独立和整体的两种角度去观察。总的来说,先观察练习者的态度,然后是外观形态的顺位,最后是行动的力量。

16.观察单一的学生

按以下顺序观察:(1)观察学生的态度,以下要点可以反映出学生在练习时的态度:呼吸的质量,皮肤的颜色,面部表情,眼睛的特点,普遍的姿势能量。(2)检查体位的地基是否合理地对齐。(3)检查体位的外观形态。首先,寻找形态的大体对称和平衡。把观察点由地基往上,转移到焦点,然后从身体的中心轴到身体的远端部位。(4)在检查体位的基本形状和对称后,检查肌肉能量,然后是螺旋和循环。(5)最后再次观察其在呼吸,面部,以及体位外形的态度和内心特质的展现。

新瑜伽教师至少应该做到简单的集中于体位的地基和一般外形上。

17.调整和改善

帮助学生调整顺位的主要目的是:通过他的姿势帮助其更充分地表达他的精神和内心。姿势本来就没有不好或错误,作为教师,没有必要尝试去修理或纠正任何事物。总是先在体位中和学生当中找到好的东西。体位上的调整本来就只是为了改善。这个道理需要在对学生进行调整之前传达给他们,这样他们就会觉得教师是在支持他们而不是纠正他们。

在课堂上的某个时候,与每个学生进行某一类的联系。与每个学生进行眼神交流、手势、触摸或语言交流,那么他就会知道你在注意他,你在检查他的姿势。需要再次强调的是,教师要和每个学生交流的主要信息就是:他是最棒的,你在那里就是为了支持他。在课堂上的某个时候,最高级或最熟练的学生甚至还可以作为课堂的助手。这样,每个学生都会感到在课堂上与教练之间有过个人接触,他们的精神也受到了鼓舞。

在做调整时,时刻记住以下要点:

(1)首先,调整那些最需要改善的学生。因为所谓完美的姿势是不存在的,所以,在任何一个学生的姿势中,都能找到可以改善的地方。不过,首先要找到那些最大的顺位错误,并对他们做出调整。

(2)调整主要的顺位错误,而不是周边的或无关紧要的顺位错误。不要尝试去纠正每个姿势中那些细微的顺位错误。

(3)调整那些导致主要顺位错误的部位或能量集中点。

(4)要迅速做出调整,那样你就不会花太多时间在一个学生的身上。

(5)有时候,为了使调整更有效,在做调整之前,需要让学生从体位中出来。例如,如果有学生在做侧伸展时腰部塌陷,可以让学生把前臂放在大腿上,从而从部分体位中出来。这样学生就会有更大的能力收紧尾骨,提起肾脏。

(6)要改善体位的整体完整,让学生更深地进入到体位中。可以运用固定和移除体位根基的概念。以下描述了概念的步骤:固定好根基,并移动到体位的最后阶段,直到无法再做得更深;移除体位的一部分根基,即使其离开地面,增加移动的自由度,从而让学生能更深地进入到体位中;学生拥有了大量的活动能力,就能做到更好的顺位,增强整体能量的流动,保持改善过的顺位,重新固定体位根基;尽可能多的重复以上步骤。

(7)只有在必要时借助辅助设施。比如:当一个学生在做半月式时不能保持平衡,不要马上给他瑜伽砖。可以先给他口头上的调整,以试图保持平衡。

18.口头调整

当作口头调整时,以下概念要时刻记住:

(1)口头调整顺位要在身体调整之前。很多时候,与身体调整相比,学生能更快地接受和执行口头调整。当学生自己改变自己的顺位时,可以授予和增强他们的意识。如果口头调整没有达到预期的效果,换用身体或手动调整。

(2)对整个教室的学生做口头调整时,把所有学生带到同一个顺位和运动的水平。当看到一些学生有着普遍的顺位错误时,口头上对所有学生做调整。提醒每一个学生怎么去预防普遍的顺位错误,这样可以提高每一个学生对特别的顺位或运动的意识。

(3)当要给予个别学生口头调整时,先称呼学生的名字,否则,其他学生会认为你在和他们说话,他们可能会试图不合理地改变自己体位。

(4)在任何时候,赋予学生个人指示或评论时,尽可能放低声音。当然,这时候必须和学生靠得很近。有时候,教师会没有时间在教室走动并尽可能近的和某个学生轻轻地说话。在这种情况下,可以称呼学生的名字,然后用一种正常的音量给予他口头调整。降低声音和某个学生说话可以避免让其他学生听到后产生混淆。同时,这个学生也会感到不那么尴尬。

(5)当某个学生不明白口头调整的意思的时候,可以指向那些根据你的指示做体位的附近的学生,然后对这个学生说,"请跟他一样做"。有时候,当着学生的面做体式示范会很简单,可以告诉他"像我这样做"。

19.身体调整

在做身体调整时,时刻记住以下要点:

(1)当给予了学生整体的基本顺位和口头调整以后,走到那些有着最多的顺位错误的个别学生附近,准备做身体调整。

(2)让学生知道你将要对他做身体调整。否则你的触摸就会使他受到惊吓,从而扰乱气场。

(3)把自己安置在一个可以最有效和最有利做出身体调整的位置。比如说,在大多数情况下,在站立体位时,从学生后面可以做出所有强有力的身体调整。

(4)在做身体调整之前,用你的身体或辅助设施去稳定学生。确定体位根基是扎实的并且不会因为你的调整而受到干扰。除了稳定根基以外,在每一个姿势上,对其他任何一个部位做身体调整之前,有一个关键的身体部位是需要巩固和加强的。对于站立体式来说,这个部位就是骨盆。

20.接触

接触前征求学生的同意。在第一次上课开始时这样做会比较好。在课堂上宣布你将会做身体调整。如果有学生不愿意被触摸,可以让他告诉你,且他的要求将会受到尊重。当接触身体脆弱或敏感部位,如尾骨时,要先征求学生的同意。

教师的身体接触要传达给学生的是教师最高的内心品质和态度。同时,教师的身体调整必须是对学生最内在身体的想法和感觉进行交流。对学生要存有敏感性和尊重,并在有需要时才触摸他。

一些教师的特质可以通过触碰传达给学生,它们包括:友好,敏感,安全,保险,自信,专业和权威。这些品质有助于学生减少恐惧,有助于同时打开他的身体和内心。

接触时要注意:只接触或调整那些有必要纠正的地方;在接触前要很清楚地知道你想要调整的地方,不要任意地或随便地触摸;如果需要利用你的脚做身体调整,要以一种不失礼或不损学生尊严的方式进行。

21.接触方式

(1)调查性的:在站立姿势时,触摸检查大腿的肌肉是收紧还是放松的。

(2)引导性的:为了强调肌肉能量流动的方向,可以从膝盖附近的大腿开始,向腹股沟方向移动手指。

(3)警告性的:在做三角伸展式时,触摸学生的手指尖,从而把觉知带到那里。

（4）调整性的：在做侧伸展时，向外旋转学生的上臂。这是一个与学生身体完全有联系的、有力且敏感的触摸。其目的就是移动学生的骨骼并使其顺位。

（5）稳定性的：在做半月式时，为了帮助学生平衡，可以把手放在骨盆上方。调整或稳定的触摸，整个手掌都应该是坚定的接触学生，而不是只有手指尖。这样，触摸才是尊重的。同时，不要动来晃去或随便移动你的手，因为这样可能会使学生紧张，可能会动摇他的稳定性。

（6）爱护性的：在学生完成了一个很有难度的挑战后，轻拍学生的背部表示安慰和支持。慎重地使用这种触摸，以免过度使用让学生误解其目的。

一般来说，要站着帮学生做身体调整，最好不要跪下或坐着。站立可以给你更多的便利，让你很容易、快速地在教室里走动。如果一个学生失去平衡，当你站在他附近时，与你坐在他附近相比，你就可以更有效地帮助他。站着调整学生还能活跃和带动课堂的气氛与能量。如果你是坐着调整学生，学生可能会察觉到教室内的能量在逐渐减弱或缩小。此外，站立姿势可以让你更有效地观察到每一个学生。

第一次调整学生时，要慢慢地、坚定地，并用你的整个手掌触摸。一旦你和学生有了坚定和敏感的接触后，停顿一会，直到学生对你的接触变得放松并觉得舒服。

用两种交流方法，通过你的手做沟通。通过触摸来表达积极和接收学生的回馈。在调整学生之前，做一个深呼吸将有助于你更敏感地观察学生对你的触摸的感受，以及怎样酌情调整。如果学生感到紧张或抗拒，你的触摸必须柔和一些，设法给予慈爱的安慰。等学生接纳你的调整后，观察其是否有效果。

以学生的呼吸节奏做调整，运用有关呼吸的原则。有时候，间接使用一个辅助设施，如瑜伽伸展带或毛巾去触摸学生是较为合适的。比如说，用瑜伽带替代你的手，帮助学生在下犬式时上提髋部。慢慢地移开你的接触，这样就不会使学生不平衡或被惊吓到。

22.示范

示范可以是非常有益的。但是示范会减慢课程的速度，所以要酌情示范。对学生不知道的体位，首先要做示范，对学生都知道并经常练习的体位，可以让他们先做。

如果你所示范的体位需要一个辅助实施，在示范前，让学生拿到辅助设施并安置在各自的位置上。如果你在示范后再让学生去拿取辅助设施，等他们把辅助设定安置好，他们可能忘记了你示范的一些要点。

叫全部同学都来观看示范。在你开始做示范之前，确定所有的学生都聚集在一起且能观看到你的示范。与学生进行眼神交流并确认他们正在观看你做的示范。先说出体位的梵文名称，然后说出所对应的英文（或大多数学生所使用的语言的对应名称）。如果合适的话，还可以说一些关于姿势的好处或关于它的神话起源。

一般而言，首先示范体位的最后完成动作，然后是体位的不同版本（给那些做不到最终体式的学生）。先展现你最终想要学生达到熟练的水平会比较好，这样可能激发学生看到体位的最后阶段。首先展示体位的最后阶段，在适当的时候再展示不同的版本，学生就不会产生混淆，或把传统体位的名称和修改过的版本或准备阶段搞混。

指出或用动作示意你在示范中注意的身体部位，那样学生就很明确地知道要注意看什么地方，如果你所说的身体部位和所示意的身体部位不一样，就会使其混淆。示意要简明和清楚。对每一个示范要坚持做两个或三个要点的指导。一个短的示范要比一个长的演示更加有效。长时间的示范不容易使学生掌握要点，还会使课程变得让人厌烦。口头上的指导应该和身体的移动相当,如果你不能做要教的体位,可以选择一个能清楚地、有效地做示范的学生与你配合。

展示怎样恰当地进入一个体位,和怎样恰当地从里面出来。瑜伽练习强调的是体位的整个过程,而不是体位最后的外观。由于缺乏注意力,学生从体位出来时往往比进入时更容易受伤。绝不允许粗心或随便地展示体位。

23.声音

在瑜伽教学中,声音是与学生交流的最重要和最有力的一个方式。你的声音反映了你的态度和内心。声音的语调是更加发自内心的,而不仅来自于大脑。如果教学是非常技术性和快速的,这时候声音听起来就会晦涩难懂。

你的声音的音量应该足够大,使所有的学生都能听见,但不能大到吵闹的地步。保持放松,你的呼吸节奏就会放慢,声音听起来就会很醇厚和圆润。挺胸,使胸部扩展,那样声音就会听起来很优美。展现成熟的语调,反映出明智的成年人对学生的尊重。如果语调过于"唱歌化",或者非常热情,那它听起来就如同你在和小孩子或低智商的成年人交谈。

语调应该是热情的、启励的、命令式的、权威式的,同时又是友好的。调整你的声音使学生保持注意和强调重点。变化语调和音调,特别是标准和重复性的指示,例如,"向内稍转你的左脚,向外转动右脚"。

使你的声音适应课程主题或体位类型。对于快速而有节奏感和强化的课程,你的声音要很有力,很有活力和充满热情。对于放松、冥想、复原的课程,你的声音就要变得安静、柔和、不那么用力。保持你的声音稳定有力直到教学指导结束。它不应该在课程结束时逐渐消失,使得每一个人都能理解你所说的每一个词,并且有影响力。

24.速度

适当的速度要与课程主题相吻合。如果是修复性的瑜伽课程,可以把速度放得慢一点。如果是后弯或快速而有节奏感的课程,要保持一定的速度,这样可以使学生处于活跃的状态。对于详细讲解的课程有必要在课程中频繁地停歇,以便做出清楚的说明和解释。对于一节练习而言,其目的就是要完成完整的体位系列练习,所以最好就是保持体位的流畅性,只伴随少量的"过来观看"的间歇。

要设定一个正确的速度,必须同时考虑到学生的水平。把速度调整到一个大部分学生可接受的水平。允许新学生有更多犯错误的自由。你应该以足够的速度来保持学生的注意力,还要足够缓慢,让学生可以吸收和理解。说话速度适中,允许学生可以以一个自然的节奏充分地呼吸。如果你的教学指导非常急速,学生将倾向于抑制和停止他们的呼吸。

速度要够慢,让学生有时间在进行体位练习时调整自己,然而也不能过于缓慢,否则他们会因疲劳而使动作坍塌。

舒适地在指定的时间内教一堂平衡且面面俱到的课程。准时下课很重要,所以适当的速度可以让你完成教授你计划好的所有体位。尽管你的课程可能有一个半小时,如果除去课程开始和结束的时间,所剩下的用来练习体位的时间就相对较短。所以,速度非常重要。

在课程结束之前,留有一定的时间练习冥想和瘫尸式。务必在课程结束之前给予适当的时间放松和自省。

25.教学中心要素

把以下所有的教学中心元素运用到每次教学中,可避免犯下最普遍的教学错误,大大改进教学的质量和成效。这些教学要素描述了最重要的瑜伽教学艺术和技巧:

(1)让学生坐好并使其从心理到精神都完全集中之后才开

始授课。如果在课程开始时,没有一个很短的时间来集中和建立起目的,瑜伽的艺术精神就会很容易降格到纯粹的身体锻炼。

（2）上课开始的集中心神和祈祷部分应该是适当简短的,如此在课程开始 10 分钟内就可以开始热身。做热身体位时应该是连贯的、简单并重复的动作,那样可以帮助排除停滞和惰性。不要过于缓慢地开始,或在开始时给予过多的评论或指示。

（3）为课程设定一个心灵导向的主题,并周期性地把它结合在整个课堂中,而不是仅仅只在课程的开始或结束。

（4）在学生做体位时,可以利用清楚的语言,图片和矫正的方法来唤醒态度主题,那样体位的指示就能真正启发学生并让他们理解。

（5）在整个课程中,坚持一个或两个中心态度主题。不要混淆学生或通过混合各种各样的主题来混淆你的言辞。

（6）查看体位根基。观察学生是否有效地设定了根基。要在根基适当设定好后才可以开始体位其他部分的指示。在根基没有顺位的情况下就对体位的次要部分进行详细指示,这是瑜伽教学中的一个主要错误。

（7）你的指令必须和你从学生体位中观察出来的情况相结合,不要按谱教学。

（8）授课时在教室中走动。花太多时间在教室前面做体位教学,如果不在教室中走动,你就很难观察到学生。

（9）务必帮助那些没有经验,身体僵硬或虚弱的学生完成体位的基本外观。

（10）保持示范的简短,以及把重点只放在 2～3 个具体动作。在示范时不要教授太多一般的顺位。

（11）连接你的指示,记得把顺位指示和呼吸结合起来。

（12）允许有足够的时间做一些冷却体位,通过瘫尸式和祈祷来合理地逐步结束课程。

（13）在课堂上让自己开心并获得乐趣。

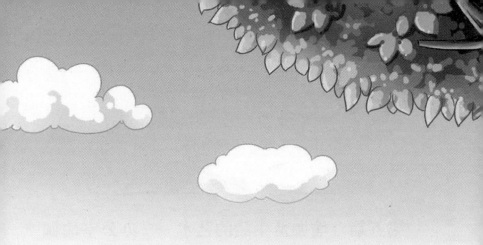

一天中 1 个小时的瑜伽课是敌不过 23 个小时的不良生活习惯的。

所以,瑜伽你的 24 小时,而不仅是 1 节练习课。

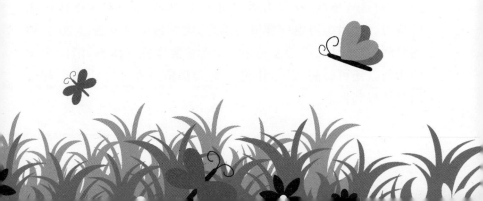

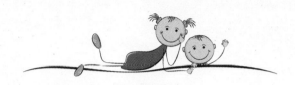

第五篇　瑜伽是生活的艺术——办公室瑜伽

这一部分的动作是献给所有老师的,长时间的伏案工作给身体带来诸多的不平衡,以下的几式办公室瑜伽可以帮助我们恢复平衡。当然,对于伏案学习时间很长的学生来说也是同样适用的。需要说明的是,与前面介绍的正规练习相比,如果说前面是正餐,这些练习就好像是快餐一样,它们更多地是帮助你缓解身体的一些症状,但如果你把瑜伽当作是一种严肃而正式的修习,这样的练习是无助于提升你的修习成果的,最终你还是得回到八分支上来。

对长期坐办公室的朋友们来说,面对电脑长时间的坐立,无法抽出完整的时间进行锻炼,很多人都不同程度患有颈椎疾病、腰肌劳损、肩关节炎、眼部疾病、失眠、腰部脂肪的堆积等等毛病,针对这些情况,我们为大家推荐了 19 个办公室瑜伽体位法的练习。这组练习也同样适合学生,大家每天只要腾出 20 分钟的时间,在休息的空档坚持练习,就能帮你矫正体态,消除多余的脂肪。还可缓解压力,让你一整天都精力充沛并让我们健康的身体得到恢复。

一、练习办公室瑜伽的好处

1.帮你消除压力。对于长期生活在高压之下的白领来说，办公室瑜伽能平静心境，消除疲劳，使人保持一种舒畅宁静的状态，有助于减轻压力。

2.保持身体平衡。办公室瑜伽各式姿势的伸展、扭转和深度的休息放松，可压缩体内的腺体，使每一个小关节、脊柱、肌肉、韧带和血管处于一个良好的状态，保持身体内在平衡状态。

3.减轻体重。长期坐办公室不运动，容易造成脂肪的堆积。办公室瑜伽通过呼吸来达到洁净身心的目的，吸收了专业瑜伽的优点，能加快体内新陈代谢，有效地消除多余的脂肪，是保持瘦身的秘密武器。

4.调节内分泌。如果能长期坚持办公室瑜伽的练习，不仅能刺激内分泌系统，加快血液循环，维持内分泌平衡，同时可治愈女性月经失调等。

二、练习办公室瑜伽的注意事项

（一）练习前

办公室瑜伽与普通瑜伽的练习有一定区别，练习时只需借助于办公桌椅即可。练习办公室瑜伽之前，宜选择办公室休闲区或一个较为安静的地点，穿舒适宽松的服装，除去首饰、手表、框架眼镜、隐形眼镜等，这样能使身体更舒适自然。

在空腹或进食 3 小时后练习较好，早饭之前是办公室瑜伽练习的最佳时间。下午 3 点钟左右，人体一般比较疲劳，这时候练习也较为合适。

女性修习者在特殊时期，如月经前后和怀孕 4 个月后，进行办公室瑜伽的练习时，要根据自己的身体状况而定，不宜做一些抬腿弯腰的动作，否则容易对身体造成伤害。

（二）练习中

集中注意力。在办公室瑜伽的练习过程中要保持心情放松，配合办公室瑜伽的呼吸动作，要尽量让自己内心安静下来，把精神集中在体内。可以有效地舒缓紧张的肌肉和神经，恢复你的能量。通过练习，可以提高精神注意力，使心情平和。

量力而行。练习办公室瑜伽每个姿势之前，要根据自己的身体状况，即在自己的体能承受范围之内进行练习。千万不要勉强自己做一些自身体能所不及的姿势。练习过程中如果觉得疲倦、不适，要慢慢停下来休息、放松。

掌握正确的练习方法。虽然你并不能够完美无缺地做出所有的办公室瑜伽姿势，但你一定要掌握办公室瑜伽练习的要领。练习办公室瑜伽时，每一个步骤都要缓慢进行。练习过程中要配合呼吸，动作要尽量舒缓，要保持整体动作的平衡。保持安静，如无特殊说明，一般用鼻呼吸，且每个动作结束后要进行"调息"。

（三）练习后

在练习办公室瑜伽后可稍作休息，注意添减衣物。尤其是夏季，办公室空调开得较低，从办公室到室外，温差太大会影响练习效果，还会消耗"真气"（能量）。练习后1小时进食比较科学。办公室瑜伽的练习是一个长期积累的过程，如果有可能，争取每天都在同一个时间坚持练习。

三、办公室瑜伽练习

这19个"办公室瑜伽"体位可以充分地伸展你身体的各个部位，每个动作都简单易学，能全面舒展你的身心，减轻压力，让你活力重现。如果此时你感觉到身体疲劳、无精打采，那么休息一下，现在就和我们一起来分享办公室瑜伽带来的快乐吧！

（一）头颈练习（图 5-3-1,5-3-2,5-3-3,5-3-4）

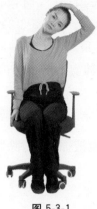

图 5-3-1

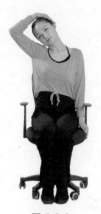

图 5-3-2

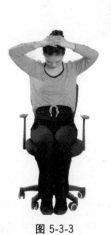

图 5-3-3

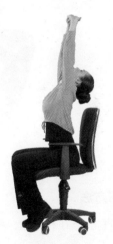

图 5-3-4

1.练习方法

（1）左手上举（图 5-3-1），吸气时，左手掌紧贴于耳，头部保持正直，呼气时，头向左侧倾斜，控制 15～30 秒钟。

（2）方法同1，方向相反。（图5-3-2）

（3）吸气时，双手十指相扣紧压头顶；呼气时，头部向前低，下颌尽量向锁骨靠近，控制15～30秒钟。（图5-3-3）

（4）吸气时，双手十指相扣紧压头顶，控制15～30秒钟。呼气时，头部后仰，手心向上翻转，双肘伸直控制15～30秒钟；吸气还原。（图5-3-4）

2.功效

有助于缓解头颈疲劳，促进头部血液循环，消除紧张、头痛。

（二）椅上飞翔式（图5-3-5）

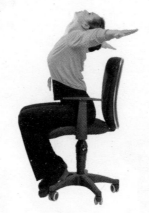

图 5-3-5

1.练习方法

上体直立坐在椅子上，吸气，双手体前交叉打开向后展肩展胸，头部充分后仰；呼气时，控制动作20～30秒钟，吸气收回还原。动作重复练习4～5次。

2.功效

缓解肩背部、脊柱、头部的疲劳。

（三）手臂练习图（图 5-3-6,5-3-7）

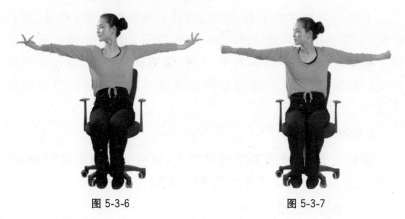

图 5-3-6   图 5-3-7

1.练习方法

上体直立坐在椅子上,双臂侧平举,掌心向上,五指张开,吸气,双手手指一个个依次收回,握紧拳头,整个手臂膀向内侧翻转;呼气时,手臂向外翻转,手指一个个依次打开,五指尽量张开,动作重复练习5～6次。

2.功效

缓解手臂、手指的僵硬疲劳,预防肩关节炎,放松手臂肌肉群。

（四）牛面式（图 5-3-8）

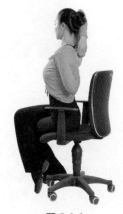

图 5-3-8

1.练习方法

上体直立坐在椅子上,吸气,双臂打开至侧平举;呼气,双手屈肘,左手由下右手由上分别向体后屈肘,双手互扣。同时右脚去缠绕左脚,控制动作20～30秒,保持自然呼吸,吸气还原成坐立。右手与左手、右脚与左脚交换练习,方法相同,重复动作练习2～3次。

2.功效

缓解关节炎,增强关节的灵活性,促进关节的血液循环,矫直背部、扩张胸部,并使背阔肌得到伸展。

（五）侧腰式（图 5-3-9）

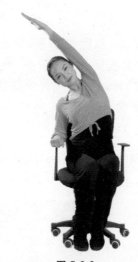

图 5-3-9

1.练习方法

上体直立坐在椅子上,吸气,左手斜上举掌心向右,右手扶住座椅扶手;呼气,上体带动左手向右侧倾斜,控制动作20～30秒,吸气还原。左侧练习同右侧练习方法相同,方向相反,重复练习2～3次。

2.功效

放松肩关节,伸展下背部、腰部、双髋部和内脏器官,缓解腰背僵硬疲劳。

(六)腰躯转动式(图 5-3-10)

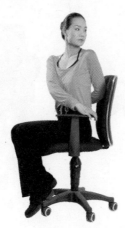

图 5-3-10

1.练习方法

上体直立坐在椅子上,吸气,双臂打开至侧平举;呼气,双臂带动上体向左后侧扭转至身体的极限,右手扶住座椅后的靠背,左手扶住座椅后的靠背右侧。控制动作 20～30 秒,保持自然呼吸,吸气还原成坐立。右侧练习同左侧练习方法相同,方向相反,左右重复 4～6 次。

2.功效

这个练习帮助放松脊柱和背部肌肉群,防止和矫正各种姿势、体态的不正,还消除腰部和髋关节的僵硬强直。

(七)半莲花式(图 5-3-11,5-3-12)

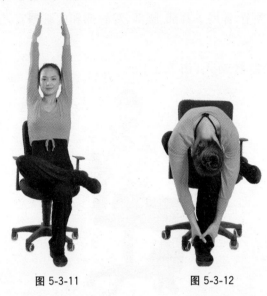

图 5-3-11   图 5-3-12

1.练习方法

上体直立坐在椅子上,吸气,右脚屈膝,将脚背放在左大腿根部,双手上举贴耳,掌心相对;呼气,腰背带动双臂向前俯向下去,双手握住左脚脚踝,胸部向左大腿靠拢。控制动作 20～30秒,吸气还原。换左脚练习,方法同右脚练习相同,方向相反,左右重复练习 2～3 次。

2.功效

放松腰背肌肉群。缓解腰肌劳损,补养脊柱神经,预防下肢静脉曲张。

（八）鹭鸶式（图 5-3-13）

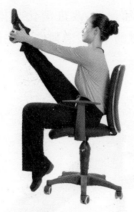

图 5-3-13

1.练习方法

上体直立坐在椅子上，吸气，右腿屈膝向上抬起，双手紧握右脚脚踝，右膝慢慢打直向胸前靠拢，上体保持正直，目视正前方，控制动作 20～30 秒。左腿练习同右腿练习方法相同，方向相反，左右重复练习 2～3 次。

2.功效

扩张胸腔，缓解手臂关节、头颈的紧张，补养脊柱神经。

（九）前屈式（图 5-3-14）

1.练习方法

上体直立坐在椅子上，吸气，双手上举，掌心相对，脚背绷直；呼气，上体带动双臂向前俯下去，胸部尽量向两大腿靠近，控制动作 20～30 秒。吸气还原，动作重复练习 4～5 次。

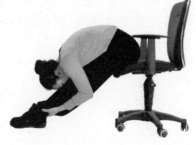

图 5-3-14

2.功效

增进脊柱的力气和弹性,改进消化与排泄。缓解痔疮、肾脏和肝脏功能失调,调整脑下腺,增强性的控制能力。

(十)上犬式(图 5-3-15)

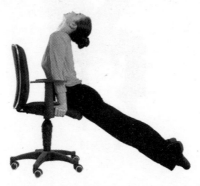

图 5-3-15

1.练习方法

双手握住座椅两侧,呈俯卧支撑,身体尽量成一直线,肘关节打直,吸气;头部后仰,腹部前侧向下压,脚背着地,呼气;控制动作 20～30 秒。吸气还原,动作重复练习 4～5 次。

2.功效

消除背部、腿部和肩部的僵硬,调节骨盆区域的血液循环。对患有坐骨神经痛、腰部风湿痛和脊柱关节错位的人们,本式效果特佳。

（十一）椅前光泽式（图 5-3-16）

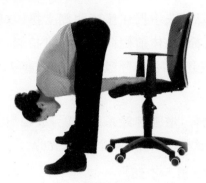

图 5-3-16

1.练习方法

直立，两脚开立与肩同宽，吸气，双手上举，掌心向前；呼气，上体向前俯下去，双手掌心向下放在座椅上，双手尽量向体后延伸；控制动作 20～30 秒。吸气还原成直立，重复动作练习 4～5 次。

2.功效

增加对上身躯体和头部区域的血流供应，让面部更加红润，还可改善消化功能。

（十二）前伸展式（图 5-3-17）

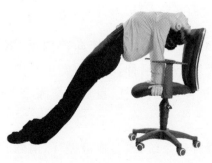

图 5-3-17

1.练习方法

身体背向座椅，双手握住座椅两侧支撑，双膝、双脚脚背打直，吸气；头部后仰，身体前侧向上方尽量抬起，呼气；控制动作20～30秒。吸气还原，注意呼吸自然，动作重复练习4～5次。

2.功效

改善血液循环，增强神经系统功能，放松肩关节，加强骨盆机动灵活性，舒展喉、胸、腹、两腿，消除疲劳。

（十三）猫式（图 5-3-18）

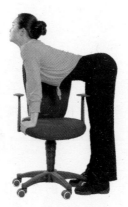

图 5-3-18

1.练习方法

站于座椅侧面，上体面向座椅向前俯下，双手支撑在坐椅上，双膝打直，吸气，头部后仰，身体前侧尽量向下压，挤压脊柱；呼气，低头含胸拱背，舒展脊柱，重复动作练习6～10次。

2.功效

补养和增强神经系统，改善血液循环，消除腹部区域多余的脂肪，有助消除月经痉挛，治疗白带和月经不规律，帮助子宫回复正常位置。

（十四）直角式（图 5-3-19）

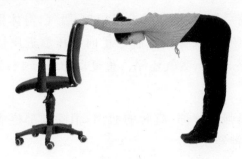

图 5-3-19

1.练习方法

站于座椅后侧,吸气,双手上举,掌心向前,双脚开立;呼气,上体前屈,手臂贴耳向前打直,双手扶住靠背。吸气还原,重复动作练习4～5次。

2.功效

消除腰背紧张,纠正驼背、双肩下垂、脊柱弯曲,加强两腿肌肉。

（十五）双角式（图 5-3-20）

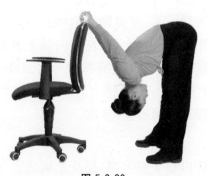

图 5-3-20

1.练习方法

站于座椅后侧,双手体后十指相扣,吸气,身体保持直立;呼气,上体向前俯下;双臂在体后尽量向下压靠近座椅后背上沿,控制动作 20～30 秒,吸气还原。重复动作练习 4～5 次。

2.功效

补养和增强上背部、肩膀的肌肉,消除颈部疼痛,舒张僵硬的脖子,镇定神经系统。

(十六)"T"字平衡式(图 5-3-21)

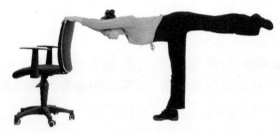

图 5-3-21

1.练习方法

上体直立距座椅后侧两步左右距离站立;吸气,双臂上举紧贴于耳,双手至头顶合掌,左脚脚尖向体后方点地;呼气,上体前倾,双臂前伸扶住座椅靠背上沿,左腿向后上方抬高,双臂、上身躯干、左腿尽量在一直线上,右腿膝关节打直支撑,控制动作练习 20～30 秒,吸气还原,换腿练习。左腿支撑练习与右腿支撑练习相同,左右腿重复练习 2～3 次。

2.功效

强壮双腿,让内心平和宁静,提高平衡感。

（十七）舞王式（图 5-3-22）

1.练习方法

上体直立，吸气，左小腿向后折叠，左手抓住左脚脚背，右手上举紧贴于耳，掌心向前，右腿支撑；呼气，上体前倾，右手向前伸扶住座椅靠背上沿，左手抓住左脚脚背尽量向上拉高，控制动作 20～30 秒。吸气还原，换左腿支撑练习与右腿支撑练习相同，左右腿重复练习 2～3 次。

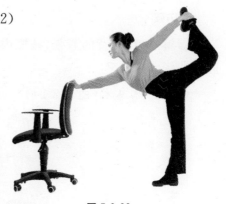

图 5-3-22

2.功效

强壮双腿，让内心和平宁静，提高平衡感。舒展大腿前侧肌肉，扩张胸腔，放松髋部。

（十八）天鹅式（图 5-3-23）

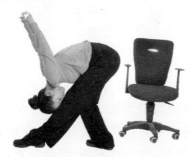

图 5-3-23

1.练习方法

上体直立，吸气，双手在体后十指相扣；呼气，左脚向前伸出，膝关节打直，右脚屈膝，上体向前倾，胸部尽量向左大腿靠近，双手在体后尽量向头部方向下压，控制动作 20～30 秒。吸气还原，换右腿练习与左腿练习相同，左右腿重复练习 2～3 次。

2.功效

缓解双肩、腰背的紧张，按摩内脏器官，舒展双腿，预防下肢静脉曲张。

（十九）休息术（图 5-3-24）

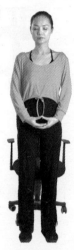
图 5-3-24

1.呼吸式练习方法

连续工作太久了吧，告诉自己暂停一下。站在窗前，看看外面的天空。分开双脚与肩同宽，闭上双眼；深吸气，缓慢而深长地吸，腹部鼓起，感觉有种充满新鲜的氧气充溢着你的身体。

吐气，收缩腹部，保持不呼不吸，屏住。意识集中，将整个内脏器官向上提升。保持很舒适的状态，3～5秒钟后，放松腹部，吸气。调匀气息，重复5～10次。

2.功效

此练习可以调理自律神经，让你做事时更集中精力。另外，对消除内脏器官的瘀血、改善血液循环、改善消化不良及减少腰腹多余的脂肪也很有帮助。

附录一　适合儿童练习的其他体式

教授儿童瑜伽体式的关键是新颖性和多样性,我们在此记述了40种体式,如果将这些体式与本书的前半部分讲述的75种体式联系起来,以不同的方式排列组合,并且侧重于不同的方面,孩子们会在数年里保持学习瑜伽的热情。

有一些体式是在本书前半部分已经讲过的体式的变形,有一些体式是新的,有些难度。

标有一个星号的体式可以归类到练习序列的第一部分,标有两个星号的体式可以归类到练习序列的第二部分,标有三个星号的归类到练习序列的第三部分。

一、站立体式

1.双角式Ⅱ(Prasarita Pada-uttana-asanaⅡ)＊＊＊10～20个呼吸:以山式站立,两只手掌在背后合掌,保持手掌合十做双角式。

2.站立前屈手抓大脚趾式(Pada-angustha-asana)＊＊10～20个呼吸:

(1)预备站立前屈式(Uttana-asana),以山式站立,前屈,用拇指、食指和中指勾住大脚趾,保持膝盖和手臂伸直,背部下沉,向上看,并保持。

(2)然后屈肘并带动头往膝盖的方向伸展。

3.半莲花加强背部前屈伸展式(Ardha Baddha Padma

Uttana-asana)每侧保持 15～20 个呼吸：以山式站立，屈右腿做莲花式，右臂从背后绕过抓住右脚，前曲进入站立前屈式，并保持，然后完成左侧屈腿的练习。

二、坐姿交叉双腿的体式

1.英雄坐式 III(Vira-asana III)＊10～20 个呼吸：以英雄坐姿，像在坐立山式里一样手指互锁抬起双臂向上，并保持，然后放下手臂，交换手指互锁并且重复这个动作。

2.吉祥坐(Swastika-asana)＊30～60 个呼吸：这是一个很简单的交叉双腿的体式，从手杖式开始，屈右腿，把右脚放到左大腿下面，再屈左腿，把左脚放到右大腿上，直直地坐着，双手以智慧手印的姿势摆放。

3.狮子式(Simha-asana)＊10 个呼吸：这是狮子式的一个简单变形，适合于那些不能在莲花坐中交叉双腿的人。双腿交叉，跪立在地面，臀部坐在脚跟上。两只手掌放在两个膝盖上，十指张开。然后伸出舌头，眼睛盯住鼻尖并用嘴呼吸。呼吸几次后，变换双腿交叉的方式，重复这一姿势。

4.瑜伽海豹姿势(Yoga Mudra-asana)＊15 个呼吸：这是瑜伽海豹姿势的一种简单的样式。以全莲花的姿势坐下。双手放在背后交叉十指。然后向前俯身抬起双臂直至与背部垂直。保持。然后把手臂放下，变换十指和双腿交叉的方式，重复这一姿势。

5.梵天契合法(Shanmukhi Mura)＊＊＊30～60 个呼吸：以全莲花的姿势坐下闭上眼睛。用拇指堵上耳朵。然后用食指和中指盖上眼睛。然后把无名指放在鼻孔上并且堵住一半鼻孔的通道。最后，把小指放在上嘴唇上。两肘抬起与肩相平。保持这一姿势不动，坚持一会儿。

三、倒转的姿势

8岁以下的儿童不能做本书在前面讲述的头倒立,因为与胳膊相比他们的头还太大。然而,他们很容易做头倒立Ⅱ。在头倒立中,孩子们可以相互帮助。这里有些技巧:a.一直站在同伴的后面。b.在你的同伴摆好胳膊和头之后让他把一条腿抬起来。c.(从后面)抓住这条腿把它拉直成垂直的姿势,另一条腿会自己抬起来。d.支撑住你的同伴保证他或她是垂直的。偶尔放手,使他或她学着保持平衡。e.(站在后面)把你的同伴放下,把你的双手放在大腿根部并让你的同伴把腿放下来直到脚尖着地。你的同伴一定不要双膝着地。

1.头倒立Ⅱ(Shirsha-asana Ⅱ)＊＊1～3分钟:

(1)跪在一个折叠的毯子前面。把头顶放在毯子上,把手掌放在地板上形成一个三脚架。

(2)膝盖抬离地板移向头部。

(3)双腿向上抬起,可以同时抬起也可以一次抬一条腿。

(4)完成倒立姿势并保持平衡。双肩张开向上提。两肘不要张开。停一会儿,然后放下来。

2.伸腿倒立(Prasarita Pada Shirsha-asana)＊＊10～15个呼吸:在头倒立的姿势中把双腿向两边张开。尾骨收缩。

3.倒立中的锐角姿势(Shirsha-asana 中的 Baddha Kona-asana)＊＊10～15个呼吸:做头倒立。然后像在束角式中一样屈腿。脚底并拢,双膝向后移动。

4.单腿倒立(Eka Pada Shirsha-asana)＊＊每侧10个呼吸:做头倒立。然后,左腿直立,右腿向下放到中间位置或者放到地板上。两膝伸直,停顿。然后从另一侧做这一姿势。

5.倒立的莲花姿势(Shirsha-asana 中的 Urdhva Padma-asana)＊＊10～20个呼吸:做头倒立。然后双腿像在莲花式中一样交叉。收缩尾骨双膝向后移动,停顿。然后变换双腿交叉的方式重复这一姿势。

注:第 2 个到第 5 个姿势是头倒立的变形。他们应当连续进行,其间不要停顿。

6.分腿犁式(Supta Kona-asana)＊15～20 个呼吸:做犁式。然后双腿向两侧伸开。保持后背直立,膝盖不要打弯。

7.侧犁的姿势(Parshva Hala-asana)＊＊每侧 10～20 个呼吸:做犁式。双腿向身体右侧移动直至双脚与右肩成一条直线。膝盖伸直,停顿。然后把双脚移向左侧。

8.单腿的肩倒立(Eka Pada Sarvanga-asana)＊＊每侧 10～20 个呼吸:做肩倒立。左腿垂直,右腿向下放到中间位置或者放到地板上。膝盖不要打弯,身体不要倾斜,停顿。然后从另一侧重复这一姿势。

9.侧单腿的肩倒立(Parshva Eka Pada Sarvanga-asana)＊＊每侧 10～20 次呼吸:做肩倒立。把右脚转向一侧。然后把右腿从侧面向下移到地板上。左腿保持垂直。身体不要倾斜,膝盖不要打弯。然后从另一侧重复这一姿势。

10.莲花肩倒立(Sarvanga-asana 中的 Urdhva Padma-asana)＊＊＊每侧 15～20 呼吸:做肩倒立。然后一样交叉双腿到全莲花。后背保持直立,收缩尾骨,停顿。然后变换双腿交叉的方式重复这一姿势。

11.闭莲式(Sarvanga-asana 中的 Pinda-asana)＊＊＊10～20 个呼吸:做全莲花肩倒立。然后将交叉的双腿伸向头部,停顿。然后恢复肩倒立,变换双腿交叉的位置重复这一姿势。

注:第 14 个到第 19 个姿势是肩倒立的变形。在连续不断地做这些动作中间不要停下来,例如肩倒立、犁式、分腿犁式、侧犁式等等。

12.孔雀起舞式(Pincha Mayura-asana)＊＊＊10～30 个呼吸:

(1)面朝墙壁跪下。前臂放在地板上手掌朝下,用拇指和指头前端推墙。保持两条前臂平行,头抬离地面。

（2）双膝向上抬起。然后向上踢腿，一次踢一条。

（3）完成倒立姿势脚跟靠墙。向后仰脖，抬起头和肩膀。注意手掌不要相连双肘不要向外张开。将这一姿势保持一会儿，然后放下来。

四、仰卧的姿势

1.腹部扭转式（Jathara Parivartana-asana）＊＊＊每侧 5 个呼吸：

（1）像在上伸腿式一样将双腿抬高到 90 度。两臂向两侧伸开，手掌朝上。

（2）将双腿慢慢移向右手掌。当双脚离地面正好 15 厘米时停下。膝盖不要打弯。

（3）将双腿向后移到 90 度，然后从左侧做这一姿势。最后，返回上伸腿式，然后将双腿放到地板上。

2.睡椅姿势（Paryanka-asana）＊＊＊5～10 个呼吸：以英雄卧姿的姿势躺下。将两只手掌放在肩膀下，弓起后背，把头顶放到地板上。然后双臂在头顶交叉。

五、向前弯曲的姿势

1.苍鹭式（Kroncha-asana）＊＊＊每侧 10～20 呼吸：以单腿英雄坐姿坐下，左脚伸直右腿弯曲。然后轻轻地弯曲左膝，双手抓住左脚。现在左腿向上抬起。保持左膝僵直，左腿抬到头上，停顿。然后从另一侧做这一姿势。

2.脸朝上的双腿头到膝（Urdhva Mukha Paschima-uttana-asana）＊＊＊10～15 个呼吸：以手杖式的姿势坐下。弯曲双膝，双手抓住双脚。向上抬起双腿。两腿僵直，把膝盖移到头部。保持平衡。

六、缠绕的姿势

圣哲玛里奇式Ⅳ（Marichi-asana Ⅳ）＊＊＊10～15个呼吸：

（1）就像在圣哲玛里奇Ⅱ中一样坐下，左腿像在全莲花一样摆放，右腿向上弯曲。

（2）左臂环绕右膝，然后从背后抓住双手。停顿。然后从另一侧重复这一姿势。

七、倾斜并向后弯曲的姿势

1.摇摆弓式（Parshva Dhanur-asana）重复数次：做弓式。然后转身到右侧。恢复弓式的姿势然后转身到左侧。你也可以前后摇晃。

注：如果孩子们先在椅子上向后弯腰（就像在附录二《适合儿童的瑜伽道具》中描述的那样），那么做起向后弯曲的姿势就会容易得多。

2.轮式Ⅱ＊＊＊（下轮式）重复数次：

（1）以山式的姿势站立，双脚相距15～22厘米，保持平行。

（2）两手放在臀上，身体向后弯曲，膝盖不要打弯。

（3）然后两臂伸到头顶。屈膝，进一步弯下身子。两眼盯住指尖。（靠着墙做）

（4）双手放到地板上，停顿。

（5）然后开始摇摆或者弯曲双肘慢慢接近地面。

注：通过让孩子们做以下动作可以使轮式Ⅰ和轮式Ⅱ更加有趣而且更富有挑战性。

（1）移动双脚使其靠近双手。

（2）移动双手使其靠近双脚。

（3）并拢双脚和双膝。

（4）提臀，尽量抬高脊柱，然后慢慢放下臀部，但不要降低脊柱的高度。

（5）手腕靠墙开始做动作。抬起身体。然后移动双脚靠近双手，胸部靠墙（两肘不要弯曲）

（6）把手放在壁架或者砖头上做姿势（参见附录二）

（7）把脚放到一定高度做姿势，如放在壁架上或者砖头上

3.单腿轮式（Eka Pada Urdhva Dhanur-asana）＊＊＊每侧5～10个呼吸：做轮式。然后抬高右腿伸到空中，膝盖伸直。停顿。放下右腿，然后抬起左腿。

4.直棍式（Viparita Danda-asana）＊＊＊30～60个呼吸：

（1）做轮式。

（2）弯曲双肘把头顶放在地板上。十指在脑后交叉（就像做头倒立一样）。双肘放到地板上，两只前臂像在头倒立中一样贴住耳朵。

（3）双脚移动离开头部。如果你能做到的话，伸直膝盖并拢双脚。胸部张开，尾骨上抬。保持这一姿势停顿一会儿。

（4）然后屈膝，手掌放在地板上，慢慢放下来。

5.单臂眼镜蛇（Eka Hasta Bhuja-asana）＊＊＊每侧10个呼吸：以双腿头到膝的姿势站立。然后向下弯曲，右腿放到右臂上。左腿插到两臂之间并向前伸到空中。保持平衡，坚持一会儿，然后从另一侧做这一姿势。

6.双臂的眼镜蛇（Dwi Hasta Bhuja-asana）＊＊＊10个呼吸：以双腿头到膝的姿势站立。把双腿放到臂上。保持平衡，坚持一会儿，注意脚踝不要交叉。

7.萤火虫姿势（Tittibha-asana）＊＊＊10个呼吸：做双腿眼镜蛇。然后伸直膝盖伸出双腿。

8.孔雀式（Mayura-asana）＊＊＊15～20个呼吸：

（1）跪下。手掌放到地板上，指尖朝向膝盖。

（2）弯曲双肘。然后向前倾斜，双肘靠住腹部。头部抬离地板。

（3）双腿伸直并抬离地面。保持身体与地板平行。

9.向东方伸展式,又名反板式(Purva-Uttana-asana)＊＊10
～15个呼吸:

(1)以手杖式的姿势坐下。手掌放到身后的地板上。

(2)臀部和大腿抬离地面,使整个身体的重量落到手和脚
上。控制臀部,头向后仰。

八、腿部移动的姿势

1.站立单腿头到膝(Urdhva Prasarita Eka Pada-asana)＊＊＊
每侧 10～15 个呼吸:做双腿头到膝。然后将左腿抬高到空中。
双膝僵直。停顿。然后从另一侧做这一姿势。

2.手抓大脚趾单腿伸展式(Utthhitha Hasyta Pada-
angustha-asana)＊＊＊每侧 10 个呼吸:以山式的姿势站立,双
手放在臀上。弯曲右腿,用右手拇指、食指和中指勾住大脚趾。
然后向前伸直右腿和右臂,停顿。然后从另一侧做这一姿势。

3.仰卧手抓大脚趾单腿伸展式(Supta Pada-angustha-
asana)＊＊＊每侧 10 个呼吸:

(1)背朝下平躺,两腿向前伸出两膝伸直。左手放到左大腿上。

(2)抬起右腿,用右手拇指、食指和中指勾住右脚大脚趾。
腿伸直停顿一会儿。

(3)现在把右腿侧放到地板上,膝盖不要打弯,左腿保持
不动。

(4)从另一侧重复这一动作。

九、身体打结的姿势

1.马面式(Vatayna-asana)＊＊＊每侧 10 个呼吸:

(1)以山式的姿势站立。就像在全莲花式中一样放置左腿。
然后弯下来把左膝放到地板上。

(2)就像在鹰式中一样缠绕双臂。停顿。然后从另一侧重
复这一姿势。

2.单腿绕头式(Eka Pada Shirsha)＊＊＊每侧 10 个呼吸：

(1)就像在拉弓式中一样坐下,左腿伸直右腿弯曲。然后抬起右腿,从右肩下面拉右腿把右脚放到脖子后。

(2)尽力坐直。在胸前折叠双手手掌。停顿。然后从另一侧做这一姿势。

3.睡眠式——背是床,脚是枕头,手臂是毯子(Yoga Nidra-asana)＊＊＊10～20 个呼吸：

(1)背朝下躺下。然后就像在单腿倒立中一样把右腿放到肩膀后面。

(2)然后把左腿也放到肩膀后面。两个脚踝在脖子后面交叉。

(3)两臂绕到背后两手抓在一起,停顿。然后变换脚踝交叉的方式重复这一姿势。

4.瘫尸式

在瘫尸式中,孩子们往往好动而且不安静。为了使他们保持安静和专心,老师可以给他们讲故事(这可以强化制戒和内制的价值)。

附录二　适合儿童的瑜伽道具

　　瑜伽道具在学习和讲授体式时提供支持和帮助。艾扬格曾经创制了许多种瑜伽道具来帮助用瑜伽治疗的病人和进行瑜伽练习者学习瑜伽的课程。在这一附录中，我们在描述儿童如何运用瑜伽道具时，把道具仅仅限制于从日常生活中能够获取的简单物品。这在儿童练习瑜伽时有助于增强儿童的体力，并有助于提供广泛的练习。

一、地板

　　在地板上划条线，这是一种很有用的学习方法和讲授瑜伽的辅助工具。在练习姿势，尤其是练习站立姿势时，可以教孩子们站在线上，这使他们为做好瑜伽姿势的队列打好基础。

二、墙

　　墙可以作为一个有用的道具。当一个小孩开始学习像头倒立和下犬式这样的倒立姿势时，它们是重要的道具。像起重机式(Baka-asana)这样难做的手臂平衡姿势也可以在借助墙的作用下来学习。脚趾靠墙，在墙的辅助下练习轮式，孩子们会获得自信并变得灵活。

　　像在下犬式中一样，学生要想改变他们的姿势，墙也能提供帮助。如：靠墙学习头倒立。

　　1.把毯子靠着墙角或者两堵墙交接的地方放好。

　　2.两条前臂放在毯子上十指交叉，指节必须触墙。

　　3.做倒立姿势，确保身子没有向两侧倾斜。

　　4.脚跟触墙，张开并且抬起两肩，收紧臀部肌肉，停一会儿。

三、墙上的绳子

（传统上叫作 Yoga Kurunta）大量动作可以用墙上的绳子来做。这些动作使身体弯曲并拉伸，对正在成长的儿童的肌肉发育很有益处，并且能促进发育。除了可以强壮背部并使脊柱柔韧外，它们还能使儿童做高难度的姿势。可以把绳子拴在健身房的梯子上或者墙上的钩子上。

四、天花板上的绳子

绳子也可以拴在天花板的椽子或者钩子上。在绳辅助的头倒立中，孩子们喜欢从天花板的绳子上倒着吊下来。这种放松的头倒立对所有的孩子都很有益，因为在这一姿势中大脑、松果腺和脑下垂体都有新鲜血液供应。即使是刚开始学习的人也能自如地保持这种倒立的姿势。

五、椅子

对一个孩子来说以这种方式做肩倒立并保持一会儿会很容易。这一姿势对于消除疲劳恢复孩子的体力十分有效。倒置身体可以使甲状腺和大脑中的血液正常循环。肩倒立可以在椅子的帮助下来练习。方法如下：

1.把一个垫子或者一张折叠的毛毯靠一把椅子的前腿放下，然后侧坐在椅子上。

2.把双腿放到椅子的后靠背上，并抓住后靠背的两侧。

3.慢慢把背倾斜下去直到双肩靠到垫子或者毛毯上，后脑靠到地板上。

4.双臂从椅子腿的中间向后伸，如果可能的话就抓住椅子的后腿。

椅子也有助于背部做向后弯曲的姿势。在椅子上做轮式的方法如下：

1.双腿伸进椅子靠背和椅座之间的空档。

2.抓住靠背,屈膝,慢慢向后躺。

3.把双臂(从椅座下面)伸到椅腿中间,如果可能就抓住椅子的后腿。伸直膝盖,脚趾和脚跟蹬住墙。看着地板。以这一姿势坚持5分钟。

4.起身,抓住椅子的靠背,弯曲膝盖,摇摆着起来。

六、长椅子

长椅子在桥式中很有用。这一休息的姿势对平静神经、休息大脑及恢复儿童体力很有帮助。女孩子在月经期可以做这一姿势。因为孩子们觉得向前弯曲的姿势不好做而且不吸引人,所以老师可以让孩子们坐在长椅子上,脚跟着地,然后向前弯曲,这样的话孩子们就较能忍受这种姿势了。长椅子在做半犁式时也可以提供帮助,把脚趾放在长椅子上。

七、砖头

身体僵硬的儿童不能轻松地做半月式,因为他们的手掌触不到地板。他们往往会对这种姿势感到气馁。一块垂直的砖头给他们提供了学习这一姿势所需要的辅助。在这期间,可以把砖头水平放置,当他们在练习中取得进步后就可以不要砖头了。当年龄较大的孩子学习做孔雀起舞式时,砖头有利于保持两掌之间的距离。身体僵硬或者较重的儿童在做轮式时通常不能把身子从地板上抬起来,把他们的手放到靠墙放着的砖头上(或者放到大约12厘米高的壁架上),这样会使他们较容易抬起身子。

八、带子

大多数儿童都发现在肩倒立中难以保持双肘平行。他们的双肘往往张得太开。这会导致姿势错误——尾骨向后突起,双腿向前伸。可以用一根带子来有效地保持双肘姿势正确从而纠正这一毛病。一些孩子发现难以在全莲花中保持一段时间,或者难以做出像鱼王式一样的变异姿势。可以用一根带子绑住膝盖,这样孩子们就可以把这些姿势做正确了。

九、枕头和垫子

枕头和垫子在一个小孩生病或者受伤时极其有用。可以用它们采取几种方式来帮助感觉不适的孩子,减轻病痛,恢复健康。

十、毯子

初学者在做肩倒立时难以坚持几分钟。可以教他们以下列方式做这一姿势:

1.将两个或三个折叠整齐的毯子一个摞一个地放在地板上。

2.把肩膀放在毯子上,脖子放在毯子边上,后脑放在地板上,背朝下躺下。

3.然后做肩倒立。

以这种方式做肩倒立,孩子们能够伸直脊柱、扩张胸部,并能以这一姿势坚持一会儿。这对于胖点的孩子尤其有用。

附录三 适合少年儿童的瑜伽理论

该附录讲述如何选择有助于少年儿童理解瑜伽的理论及哲学课题。把这一课题介绍给儿童的最有效的方式是在定期的体式课上随意地、自然地讲授。老师应当使用大量的故事、例子和逸闻趣事，而且还应当与孩子们的生活相联系。只有最简单的理论才应当介绍给年幼的儿童，例如制戒、内制的道德故事、祷告以及体式的起源。

一、什么是瑜伽？

瑜伽这个词的意思是连接、联合或者结合。它来自梵语词根 yuj。瑜伽是一门科学和艺术。练习瑜伽使身体与精神合而为一，也使精神和灵魂合而为一，因此有助于我们理解我们的天性，并与我们周围的人和谐相处。所有人都可以练习瑜伽，不分种族、肤色、阶级、宗教、性别和年龄。

大多数人只知道瑜伽的两个部分，即体式和冥想。瑜伽不只包括这两部分。事实上，它是八个步骤，被称作 Ashtanga Yoga。

（一）ASHTANGA YOGA——修习瑜伽的八个步骤

1.Yama：制戒

Ahimsa——非暴力

Satya——诚实

Asteya——不偷盗

Brahmacharya——禁欲

Aparigraha——不执

2.Niyama：内制

Saucha——清洁

Santosha——知足

Tapa——苦行

Svadhyaya——研习

Ishvara Pranidhana——敬神

3.Asana:体式

4.Pranayama:呼吸控制

5.Pratyahara:制感

6.Dharana:总持

7.Dhyana:冥想

8.Samadhi:开悟

就像一条河注入大海并与大海融为一体,个体自我融入宇宙精神之中并与之合而为一也是如此。体验到平和与愉悦的同时,所有对立的感情如痛苦和喜悦、善良和邪恶都消失了。

注:八个步骤只有前三部分即制戒、内制和体式适合于儿童。

(二)SADHANA——探索

探索意味着追求或者研究。有三种探索。

1.向外探索(Bahiranga Sadhana)(bahir-外部的,anga-身体)是对外部纯洁的追求。向外探索包括遵从制戒和内制的道德伦理原则以形成个性以及练习体式来清洁身体并保持身体健康。

2.向内探索(Antaranga Sadhana)(anta-内部的,anga-身体)是追求内部纯洁。练习者通过练习呼吸控制法和控制感官努力净化和控制自己的精神。

3.自我探索(Antaratma Sadhanaa)(anta-内部的,atma-灵魂、自我)是探索灵魂。通过练习总持、冥想和开悟努力看透自己的最核心部分。

注:只有向外探索适合于儿童。

（三）祈祷

祈祷是向外探索的一部分。儿童喜欢祈祷，尤其是大声祈祷。儿童天生极其虔诚，没有怀疑和偏见。

祈祷激励儿童成为一个比较好的人。它们有助于塑造恭敬虔诚的性格。上瑜伽课之前反复祷告有助于"培养情绪"，孩子们会很快安静下来。

下面给出一些梵语祷告词。教师可以在瑜伽课之前或者之后重复它们。这些祈祷词被归功于瑜伽的创始人智者帕坦伽利、宗教老师以及创造、保存并结束世界的伟大的众神（老师可以从他们自己的传统里替代使用祈祷词）。

Yogena　chittaasya　padena vaacchaam

Malam　shareerasyach　vaidyakena

Yopaakarttam　pravaram muneenaam

Patanjalim　Praanjaliraanatosmi

Aum　shaantih　shaantih　shaantih

译文：

我向最尊贵的智者帕坦伽利顶礼膜拜，

他给我们瑜伽让我们的思想宁静，

给我们语法使我们的语言纯净，

还给我们医药让我们的身体健康。

因此，我谦卑地向他顶礼。

噢，平静，平静，平静。

（四）体式的名字

定期的体式练习会激发儿童对于人类解剖学和生理学的好奇心。同样，解剖学和生理学的知识也使体式的学习极其有趣。在定期进行的体式上，老师可以轻松地指出身体上的重要骨骼和肌肉并说出它们的名字。

孩子们通过练习瑜伽体式主动地了解自己的身体，因为在练习这些变化多端的动作时身体的每一部分都参与了进来。在上体式课时,老师应当指出体式是怎样对身体的不同部位发挥积极作用的。

孩子们喜欢了解体式的名字并把它们大声且准确地念出来。他们希望理解体式名字的意思,并且希望听这些名字背后的故事和神话传说。

因为许多体式受到了自然界和动物的启发,老师也可以追溯到并联系起它们的来源。孩子们对自然界很着迷,这种方法可以激发他们学习并练习体式。

(五)GURU-SHISYA——老师和学生

在老师和学生之间建立良好的关系是在瑜伽之路上取得进步的基础。

"gu"的意思是黑暗,"ru"的意思是光明。因此,"Guru"就是把我们从无知的黑暗引导到知识之光中的精神导师、向导和老师。老师从生活的各个方面指导他的学生进步:身体、道德、情感和智慧。他们以忠诚、热情和耐心指导自己的学生。

"Shisya"学生可以分为四种类型。《湿婆本集》讲述如下:Mrud 是较差的学生,习惯不良,性格不好,他批评自己的老师和其他人,并且懦弱胆怯;Madhyama 是一般的学生,他的方式温和,并且希望提升自己;Adhimatra 是好学生,他高尚、真实、勇敢、恭敬,并且专心练习瑜伽;Adhimatratama 是最出色的学生,他性格十分完美、勇敢、无畏、独立、勤奋、慎重并且研读经文,他善于自制、进食规律、清爽洁净、慷慨大方、乐于助人、为人宽容、谈吐优雅,他意志坚定而不是喜怒无常,尊敬自己的老师。

(六)PURUSHA-ARTHAS ——生活的目的

古代智者评论说人有四种本能和生活目的,他们是Dharma,Artha,Kama 和 Moksha。

1.Dharma 是正确思想并正确生活的渴望。

2.Artha 是诚实地挣钱及获取物质财富的渴望。

3.Kama 是体验并享受生活乐趣的渴望。

4.Moksha 是与世隔绝并获得精神解放的终极渴望和目的。

(七)ASHRAMAS——生活阶段

为了使人能够实现四个基本的欲望和目标,古人将人的一生时光分割成四个阶段。这四个阶段被称为 Ashrama。理论上,每个 Ashrama 有 25 年时间。

1.Brahmacharya ashrama 是人一生的第一阶段,是学生的独身阶段。在这一阶段的人过着纪律严明的生活,致力于学习(尤其是学习品行端庄、虔诚严谨)。

2.Grahastya ashrama 是人一生的第二阶段,人们成为有家室的人。结婚生子,工作赚钱来养活自己的家人。

3.Vanaprastha ashrama 是第三阶段。学生长大了,这一阶段的人从外界事务和积极的家庭生活中抽身出来。他成为自己家庭的顾问,同时从精神上为彻底退出做好准备。

4.Sanyasa ashrama 是人一生的最后一个阶段,在这一阶段他断绝了与世界的所有联系。他完全致力于服从上帝和获得拯救。

(八)MARG——拯救之路

为了达到获救的珍贵目标,古人列了四条道路,即 Jnana,Karma,Bhakti 和 Yoga。

1.Jnana marg——知识之路。区分正确与错误、真实与虚假。

2.Karma marg——行动之路。不计回报地为人类服务。

3.Bhakti marg——信仰之路。热爱上帝和所有造物并与他们同在。

4.Yoga marg——综合之路。清洁身体,控制、感受并抑制情绪的波动。

（九）SHAD DARSHANA——六种观点

在印度人中有六种解释人类天性和宇宙的哲学学派。这六种不同的观点被称为 Shad darshana。所有的 Shad darshana 都以神圣的吠陀经文为基础,它们都认同轮回并且都以拯救为目的。这些 Shad darshana 是:

1.Nyaya——奠基人 Gautama。以逻辑学和推理为基础。

2.Vaisheshika——奠基人 Kanada。强调空间、时间、物质、缘由等等,是 Nyaya 的补充。

3.Samkhya——奠基人 Kapila。认为万物以 25 种不同的元素为基础。

4.Yoga——奠基人 Patanjali。提出一条通往拯救的修习和动态之路(例如 Ashtanga Yoga)。

5.采纳了 Samkhya 关于造物的观点,但是在此基础上增加了对上帝的信仰。

6.Mimamsa——奠基人 Jaimini。强调像在吠陀经中讲的一样正确行动和进行宗教仪式。

7.Vedanta——奠基人 Badarayana。强调知识之路和探索在吠陀经中找到的深层真理。

二、重要的瑜伽文献

对研究瑜伽最为重要的文章是《瑜伽经》。在仅仅 196 条格言中,帕坦伽利解释了最为卓越和深刻的哲理。这篇文章一共四章,即四个章节。

1.Samadhi pada——第一章写给高级练习者,讲述开悟的经验。

2.Sadhana pada——写给初学者,解释如何开始。

3.Vibhuti pada——讲述瑜伽奇迹般的力量和需要注意的事项。

4.Kaivalya pada——解释瑜伽的最高阶段凯瓦亚。

与《薄伽梵歌》和《奥义书》的一部分相关的《摩诃婆罗多》、《罗摩衍那》以及《往世书》中的故事会给孩子们很多启示。

三、哈他瑜伽和王瑜伽

Hatha 的意思是力量和决心。练习哈他瑜伽需要有力量和决心。而且 ha 的意思是太阳，tha 的意思是月亮；就像积极的和消极的潮流产生能量，哈他瑜伽也产生能量和力量。

Raja 的意思是国王。王瑜伽导向对身体和精神的掌控。

有关瑜伽的经典文章《哈他瑜伽之光》讲述说，"哈他瑜伽和王瑜伽都导向同一个目标即解放"。

艾扬格解释说："二者都是自由的科学，它们引领我们攀登灵性的阶梯。"哈他瑜伽开始于精神终止于灵魂。王瑜伽开始于精神并下降到身体然后再次上升。二者相互交织并达到和平、平衡和丰富的目的。

四、关于身体的瑜伽观点

有关瑜伽的文章把身体描述成由五个被称作 Kosha 的相互贯穿的层次和外壳组成的整体。研究并协调这些层次是瑜伽的目的。

1.Annamaya-kosha：解剖学外壳

2.Pranamaya-kosha：生理学外壳

3.Manomaya-kosha：精神外壳

4.Vigyanamaya-kosha：智力外壳

5.Anandamaya-kosha：喜悦的外壳（或者精神上的外壳）

我们这里将身体划分为三个方面：

1.Sthula Sharira：整个身体（即解剖学外壳）

2.Sukshma Sharira：精妙的身体（即生理学外壳、精神外壳和智力外壳）

3.Karna Sharira：构成原因的或者作为内核的身体（即喜悦的外壳）

五、关于精神的瑜伽观点

1.Chitta Vrittis——精神（chitta）有五个基本功能或者变体（vrittis），这些也会引起疼痛或喜悦。

（1）Pramana：正确的观念

（2）Viparyaya：错误的观念

（3）Vikalpa：不确定、迷恋和想象

（4）Nidra：睡眠

（5）Smriti：记忆

2.Kleshas——有五种情况经常引起疼痛或苦恼（klesha）

（1）Avidya：无知

（2）Asmita：自大

（3）Raga：依附

（4）Dvesha：厌恶

（5）Abhinivesha：贪生

3.精神的不同状态，有五种用来描述精神的类目

（1）Mudha：迟钝/愚蠢

（2）Kshipta：疏忽、心烦

（3）Vikshipta：迷惑、不安

（4）Ekagra：专心

（5）Niruddha：控制

4.Vikshepas——练习瑜伽的几大障碍

（1）Vyadhi：疾病

（2）Styana：懒散

（3）Samshaya：怀疑

（4）Pramada：粗心

（5）Alasya：怠惰

（6）Dukha：不快

（7）Daurmansya：绝望

(8)Angamejayatva：身体状况不稳定

(9)Shvasa-Parashavas：呼吸不稳定

六、克服障碍的方法

有几种方法可以克服瑜伽路上的问题和障碍，如练习哈他瑜伽，除此之外，还应当培养以下品质：

1.Maitri——友谊

2.Karuna——善意、热情

3.Mudita ——高兴、喜悦

4.Upeksha ——镇定（在没有希望的情况下）、超然

Abhyasa 和 Vairagya——Abhyasa 的意思是坚持练习。帕坦伽利说必须长期不间断地、虔诚地修习。而且必须怀着信念和勇气，凭借记忆力和沉思，有意识地去修习。

七、向太阳致敬

在做向太阳致敬的姿势时，必须朗诵太阳神（Surya）的不同名字（一个循环朗诵一个名字）。可以朗诵的名字或者圣歌如下所示：

Mitraya namah/Ravaye namah/Suryaya namah/Bhanava namah/Khagaya namah/Pusne namah/Hiranyagarbhaya namah/Marichaya namah/Adityaya namah/Savitre namah/Akarya namah/Bhaskaraya namah

八、AUM

AUM 是瑜伽修行者的神秘音节和圣歌。它是创造、维护、毁灭过去、现在和未来的象征。它也被称为 Pranava。印度传统的瑜伽课程总是以唱诵开场的。每一段唱诵都是献给某种特定的能量、某位特定的神或者圣者，瑜伽习练者们满怀对他们的景仰与感恩，以及奉爱之心，高声唱颂 AUM，以及更多的经文。在

唱诵声中，人们仿佛接近了神，接近了某种能量，同时也通过这样的开场白，教师提醒大家收回所有的注意力，开始进行瑜伽练习了。

《瑜伽经》第一章第 28 句说："常念此词，并冥想它的意义。"没有表达上帝的词就没有上帝这个概念。印度人认为，上帝是宇宙最基本的真相，所以必须通过最基本、最自然、最具包容性的声音来体现。AUM 就是这样的声音。它是历经多年流传至今的，是表达上帝最为古老的词。如果我们在杂念涌向心头时念诵"AUM"这个词，就会发现无论外界如何干扰，我们总能很好地控制自己的心情。而在课前清除内心的杂念，对于保证练习的质量来说是至关重要的。

AUM：拉丁文 Omne 和梵文 Aum 都来自相同的词根，意思是所有、全体。这两个词都传达了全知、遍在和万能的意思。另一个表达 AUM 的词是 Pranava，词根 va 的意思是赞扬，前缀 pra 表示卓越、优秀。因此，这三个词的意思就是"最好的赞美或最好的祈祷"。

★★★ 参考文献 ★★★

1.B.K.S.艾扬格.瑜伽之光[M].北京:世界图书出版公司,2005.

2.韩德.瑜伽之路[M].杭州:浙江大学出版社,2006.

3.杨怡爽.印度神话[M].西安:陕西人民出版社,2010.

4.桑克依坦·达斯.瑜伽之道[M].北京:新世界出版社,2011.

5.帕坦伽利.瑜伽经[M].陈景圆译.北京:商务印书馆国际有限公司,2007.

6.B.K.S.艾扬格.光耀生命[M].杨玉功译.上海:上海文艺出版总社,2008.

7.维亚萨.薄伽梵歌[M].嘉娜娃译.西安:陕西师范大学出版社,2007.

8.斯瓦特玛拉摩.哈他瑜伽之光[M].王志诚,灵海译.成都:四川人民出版社,2012.

9.Susi Hately Aldous.解剖与瑜伽体式[M].王海燕译.北京:人民卫生出版社,2009.

10.阿密特·阿亚.瑜伽的真实[M].北京:北京艺术与科学电子出版社,2006.

11.克里斯蒂·特林顿.深度瑜伽[M].海口:海南出版社,2008.

12.辨喜.现在开始练习瑜伽[M].冀文珍译.北京:中国华侨出版社,2008.

13.B.K.S.艾扬格.瑜伽之树[M].北京:当代中国出版社,2011.

14.瑞隆.哈他关键肌肉全解[M].蔡孟梅译.上海:上海锦绣文章出版社,2008.